爱心帖

专家提示

俗话说“病从口入”，要想预防肠道疾病，管住自己的嘴非常重要。首先要养成良好的饮食习惯，一日三餐应做到荤素、粗细搭配，要保证各种营养物质的供给，但切记不要暴饮暴食。其次是保持良好的生活习惯，并坚持适度的运动。避免抽烟、喝酒、熬夜等不良习惯，平衡工作与生活，通过适度的运动锻炼来促进肠道蠕动，防止肠道疾病。最后，良好的心态，愉悦乐观的生活态度，对维护肠道的健康也是大有裨益的。

人吃五谷杂粮，不可能不生病。面对疾病不要忌医，更不要灰心气馁，必须正确科学地对待，早发现，早治疗。现代医学越来越发达，各种诊疗手段越来越先进，很多疾病都能治愈缓解。只要我们积极配合医生，正确合理用药，一定能战胜疾病，得到康复。

《专家诊治肠道疾病》

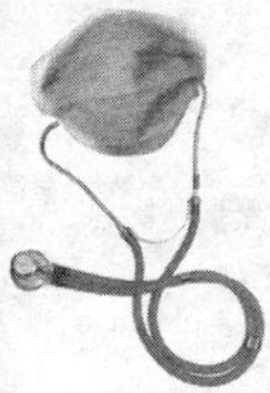

挂号费丛书 升级版

姓名		性别		年龄		就诊卡号	

专家诊治
肠道疾病

科别	消化科	日期		费别	

陆伦根 主编

升级版

附爱心帖

药价	

上海科学技术文献出版社

图书在版编目（CIP）数据

专家诊治肠道疾病 / 陆伦根主编．—上海：上海科学技术文献出版社，2012.3

ISBN 978-7-5439-5178-5

Ⅰ．①专… Ⅱ．①陆… Ⅲ．①肠疾病—诊疗 Ⅳ．①R574

中国版本图书馆 CIP 数据核字（2011）275604 号

责任编辑：胡德仁
美术编辑：徐　利

专家诊治肠道疾病
陆伦根　主编
*
上海科学技术文献出版社出版发行
（上海市长乐路 746 号　邮政编码 200040）
全国新华书店经销
常熟市人民印刷厂印刷
*
开本 850×1168　1/32　印张 6.5　字数 145 000
2012 年 3 月第 1 版　2019 年 12 月第 4 次印刷
ISBN 978-7-5439-5178-5
定价：15.00 元
http://www.sstlp.com

总序

随着人们物质文化生活水平的提高，一旦生了病，就不再满足于“看病拿药”了。病人希望了解自己的病是怎么得的？怎么诊断？怎么治疗？怎么预防？当然这也和疾病谱的变化有关。过去，患了大叶性肺炎，打几针青霉素，病就好了。患了夜盲症，吃些鱼肝油丸，也就没事了。至于怎么诊断、治疗，怎么预防，人们并不十分关心。因为病好了，没事了，事过境迁，还管它干嘛呢？可是现代的病不同了，许多的病需要长期治疗，有的甚至需要终生治疗。许多病不只需要打针服药，还需饮食治疗、心理调适。这样，人们自然就需要了解这些疾病的相关知识了。

到哪里去了解？当然应该问医生。可是医生太忙，有时一个上午要看四五十位病人，每看一位病人也就那么五六分钟，哪有时间去和病人充分交谈。病人有困惑而不解，自然对医疗服务不满意，甚至对医嘱的顺从性就差，事实上便影响了疗效。

病人及其家属有了解疾病如何防治的需求，而门诊的医生爱莫能助。这个矛盾如何解决？于是提倡普及医学科学知识，报刊、杂志、广播、电视都常有些介绍，对一般群众增加些防病、治病的知识，当然甚好，但对于患了某病的病人或病人的家属而言，就显得不够了，因为他们有很多很多的问题要问。把与某一疾病相关的知识汇集成册，是一个

总序

好主意，病人或家属一册在手，犹如请来了一位家庭医生，随时可以请教。

上海科学技术文献出版社有鉴于此，新出一套"挂号费丛书"。每册之售价约为市级医院普通门诊之挂号费，故以名之。"挂号费丛书"尽选常见病、多发病，聘请相关专家编写该病的来龙去脉、诊断、治疗、护理、预防……凡病人或家属可能之疑问，悉数详尽解述。每册10余万字，包括数百条目，或以问诊方式，一问一答，十分明确；或分章节段落，一事一叙一目了然。而且作者皆是各科专家，病人或家属所需了解之事他们自然十分清楚，所以选题撰稿，必定切合需要。而出版社方面则亦在字体、版式上努力，使之更能适应各阶层、各年龄之读者需要。

所谓珠联璧合，从内容到形式，"挂号费丛书"确有独到之处。我相信病人或家属读了必能释疑解惑，健康的人读了也必有助于防病强身。故在丛书即将出版之时，缀数语于卷首，或谓之序，其实即是叙述我对此丛书之认识，供读者参考而已。不过相信诸位读后，必谓我之所言不谬。

复旦大学附属中山医院内科学教授
上海市科普作家协会理事长
杨秉辉

专家诊治 肠道疾病

ZHUANJIA ZHENZHI CHANGDAOJIBING

目录

目录

目录

目录

目录

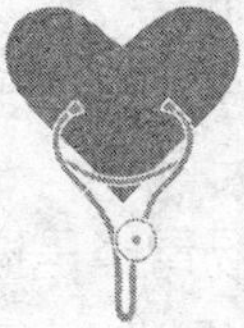

患了肠道疾病
主要有
哪些症状

姓名 Name ________ 性别 Sex ____ 年龄 Age ______

住址 Address ____________________

电话 Tel ____________________

住院号 Hospitalization Number ____________

X 线号 X-ray Number ______________

CT 或 MRI 号 CT or MRI Number ____________

药物过敏史 History of Drug Allergy ____________

肠道的炎症和感染性疾病

患了急性胃肠炎会有哪些症状

急性肠胃炎是指胃肠道黏膜的急性炎症，临床表现主要为恶心、呕吐、腹痛、腹泻、发热等。该病常见于夏秋季，发生多由于饮食不当、暴饮暴食，或食入生冷腐馊、秽浊不洁的食品引起。常以沙门菌属和嗜盐菌（副溶血弧菌）感染最常见，毒素以金黄色葡萄球菌常见，病毒也可见到。常有集体发病或家庭多发的情况。如吃了被污染的家禽、家畜的肉、鱼，或吃了嗜盐菌生长的蟹、螺等海产品或被金黄色葡萄球菌污染的剩菜、剩饭等诱发该病。

① 流行病学：有暴饮暴食或吃不洁腐败变质食物史。

② 胃肠道症状：起病急，恶心、呕吐频繁，剧烈腹痛，频繁腹泻，多为水样便，可含有未消化食物，少量黏液，甚至血液等。

③ 中毒症状：常有发热、头痛、全身不适及程度不同的中毒症状。

④ 全身症状：呕吐、腹泻严重者，可有脱水、酸中毒，甚至休克等。

⑤ 体征：体征不明显，上腹及脐周有压痛，无肌紧张及反跳痛，肠鸣音多亢进。

患了急性阑尾炎会有哪些症状

急性阑尾炎是指由于阑尾腔阻塞后，细菌入侵阑尾壁而引起的急性化脓性疾病。常见情绪波动，饮食无度，剧烈活动后突然起病。发生的原因有：a. 阑尾腔梗阻：这是引起阑尾炎的主要原因。阑尾腔易被食物残渣、粪石、异物或寄生虫所梗塞。b. 胃肠道功能紊乱时，阑尾壁肌层可发生反射性痉挛。c. 机体抵抗力下降，细菌入侵。

发病开始自觉上腹部或脐周不固定性疼痛，经数小时至十几小时后转移至右下腹部，同时伴有四肢无力、头痛、发热、食欲不振、恶心呕吐、便秘、腹泻等胃肠道症状。严重者可有穿孔、休克等。

① 腹痛：发病开始自觉上腹部或脐周不固定性疼痛，经数小时（6~8 小时）至十几小时后转移并固定于右下腹部。70%~80%的病人具有这种典型的转移性腹痛特点。不同类型的阑尾炎腹痛有所差异，单纯性阑尾炎表现为轻度隐痛；化脓性阑尾炎表现为阵发性胀痛和剧痛；坏疽性阑尾炎呈持续性剧烈腹痛；穿孔性阑尾炎因阑尾腔压力降低，腹痛可暂时减轻，但出现腹膜炎后，腹痛又会加剧。

② 胃肠道症状：可伴有食欲不振、恶心呕吐、便秘、腹泻等。

③ 全身症状：病人存在感染可合并出现畏寒、发热、乏力等全身症状。

④ 体征：可有右下腹麦氏点压痛及反跳痛。

患了细菌性痢疾会有哪些症状

细菌性痢疾简称菌痢，是由痢疾杆菌引起的急性肠道传染病。其肠道病变以乙状结肠、直肠最显著，严重时可波及整段结肠及末端回肠，以结肠化脓性炎症为主要病变，有全身中毒症状、腹痛、腹泻、里急后重、排脓血便等临床表现。

菌痢通常分为急性菌痢及慢性菌痢两大类。急性典型菌痢常见发热、腹痛、里急后重等症状，并排出黏液脓血便。如病人能得到及时治疗，预后良好；若急性菌痢治疗不彻底，机体免疫功能低下，可转为慢性。菌痢病愈后，病人可获得一定的免疫力。除菌群稍强而稳定外，其余各菌群病后免疫力较弱，且维持时间短暂，加之各菌群与各菌型之间无交叉免疫，故易再感染与重复感染。

急性细菌性痢疾临床表现：

① 流行病学：夏秋季节多发，多在发病前数小时至数天有不洁饮食史。

② 发热：起病急，可有不同程度发热，多为轻、中度。

③ 腹痛：以左下腹为主，呈阵痛或隐痛，排便后腹痛一般无明显缓解。

④ 腹泻：每天 3~4 次，严重者可达数十次，大便性状为水样或黏液脓血便。

⑤ 里急后重：肛门坠胀感，感觉排便不尽，排便次数频繁，但每次排便量较少，且排便后未感觉轻松。

慢性细菌性痢疾多有急性细菌性痢疾病史，腹泻时好时发，病程在 2 个月以上。

中毒型细菌性痢疾起病急骤，可见高热、惊厥，常迅速出现循环与呼吸衰竭。需要特别强调的是，在细菌性痢疾流行季节，凡突然出现发热、惊厥而无其他症状的病人，必须考虑到中毒型细菌性痢疾的可能，应尽早用肛门拭子取标本或以盐水灌肠取材做涂片镜检和细菌培养。

患了沙门菌感染会有哪些症状

① 饮食史：有进食不洁饮食（尤其是动物源性食物，如肉类、动物内脏、蛋类、乳类及其制品等）史，往往同席多人或集体食堂中多人发病。

② 临床表现：进食不洁饮食后 1～2 天内，突然出现发热、腹痛、腹泻、恶心、呕吐等急性胃肠炎表现；持续发热 1 周以上，无明显系统症状，或有胃肠道表现，肝脾肿大；有局部病灶形成。a. 发热：高热（>39℃）为主要热型，可持续 10～14 天。b. 消化道症状：食欲不振明显，腹部不适，腹胀，少数可有腹泻。c. 神经系统症状：病人可表现精神恍惚、表情淡漠、呆滞、反应迟钝。d. 体征：肝脾可肿大，部分病人皮肤可出现淡红色小皮疹，多见于胸部和腹部。

患了霍乱会有哪些症状

霍乱潜伏期一般为 1～3 天，短者数小时，长者可达 7 天。大多急性起病，少数病人在发病前 1～2 天，可有头昏、疲倦、腹胀及轻度腹泻等前驱症状。

典型病例临床表现可分为以下 3 期。

① 泻吐期：绝大多数病人以急剧腹泻、呕吐开始。腹泻时多无腹痛，也无里急后重，少数病人可因腹直肌痉挛引起腹痛。大便开始为泥浆样或水样，尚有粪质，迅速成为米泔水样或无色透明水样，无粪臭，微有淡甜或鱼腥味，含大量黏液。少数重病人偶有血性便。每日腹泻10余次，甚至粪便从肛门直流，无法计数；每次排便量多，可超过1 000毫升，便后腹部有轻快感。呕吐常发生于腹泻1～2次之后，常为喷射性和连续性，呕吐物先为胃内容物，以后为米泔水或清水样。病人一般不发热，儿童仅见发热，本期持续数小时至2日。

② 脱水期：由于剧烈泻吐，导致水、电解质大量丧失，病人迅速出现一系列表现：a. 脱水表现：病人极度口渴；口唇干燥皱缩，弹性消失，指纹皱瘪，腹部下陷呈舟状，眼窝凹陷，两颊内陷。颧弓和鼻梁突出，声音嘶哑甚至失音，体表湿冷，体温下降，尿量减少。b. 周围循环衰竭：表现为呼吸增快，口唇指（趾）发绀，心率加快，心音低钝，脉搏细数或不能触及，血压低，脉压差缩小，四肢冰冷，尿量减少或无尿以及有酸中毒等。c. 电解质紊乱：由于频繁吐泻，血液浓缩，病人血钠、钾、氯的浓度虽正常或接近正常，但实际上，体内缺钠、缺钾已相当严重，若输入不含电解质的溶液，可立即产生低钠、低钾血症。由于电解质大量丢失，可引起腹直肌和腓肠肌的痉挛，引起腹痛。本期一般为数小时至2～3天。

③ 恢复期：病人脱水得到纠正后，多数症状消失，腹泻次数减少，甚至停止，声音恢复，皮肤湿润，尿量增加。部分病人可出现反应性发热，多数在39℃以下，少数可见高热，以儿童为多见，可能系循环改善后大量肠腔内毒素被吸收所致，发热多持续1～3天，后自行消退。

患了伪膜性肠炎会有哪些症状

伪膜性肠炎腹泻，多在应用抗生素的 4～10 天内，或在停药后的 1～2 周内，或于手术后5～20天内发生。临床表现：

① 腹泻：腹泻程度和次数不一，轻型病例，大便每日 2～3 次，可在停用抗生素后自愈。重者有大量腹泻，大便每日可达 30 余次之多，有时腹泻可持续 4～5 周，少数病例可排出斑块状膜状物，血粪少见。

② 合并症状：常伴有腹痛，有时腹痛很剧烈，并见腹胀、恶心、呕吐，易被误诊为急腹症、手术吻合瘘等。腹泻严重者可在短期内发生低血压、休克、严重脱水、电解质失平衡以及代谢性酸中毒、少尿，甚至急性肾功能不全，还可导致心动过速、发热、谵妄以及定向障碍等毒血症表现。

患了急性出血性坏死性肠炎会有哪些症状

① 起病急，发病前多有不洁饮食史。

② 腹胀、腹痛：腹痛最多见，也常可为最先发症状。病初常表现为逐渐加剧的脐周或左中上腹阵发性加剧性腹痛，甚至全腹。

③ 腹泻、便血：腹痛发生后即可有腹泻，粪便初为糊状带粪质，后逐渐转为黄水样，继之即呈血水状或赤豆汤和果酱样，甚至可呈鲜血状或暗红色血块，粪质少、具恶臭，无里急后重。出血量多少不定，轻者可仅有腹泻，或仅为粪便隐

血阳性而无便血；严重者一天出血量可达数百毫升。腹泻和便血时间短者仅1～2天，长者可达1个多月，且可呈间歇发作或反复多次发作。

④ 恶心、呕吐：呕吐常与腹痛、腹泻同时发作。呕吐物可为黄水样、咖啡样或血水样，也可呕吐胆汁。

⑤ 全身症状：起病后即可出现全身不适、软弱和发热等全身症状。发热一般在38～39℃之间，少数可达41～42℃，发热大多在4～7天后暂退。腹泻严重者可出现脱水和代谢性酸中毒等。

⑥ 体征：该病胃肠道症状虽重，但腹部体征相对较少。腹部饱胀，有时可见肠型。脐周和上腹部可有明显压痛。早期肠鸣音可亢进，后可减弱或消失。

该病病情轻重不一，病变仅及肠黏膜者多为轻型，病程通常为7～21天，复发者较少，而且病愈后常无后遗症。病变严重者可在起病后1～2天内出现大量便血而致休克，或在腹痛便血后1～2天出现高热、抽搐、意识模糊和昏迷等严重中毒症状。此外，若病变侵及黏膜肌层，累及浆膜，出现较深的坏死、平滑肌断裂者可出现麻痹性肠梗阻、肠穿孔和急性腹膜炎等严重并发症。

患了小肠结肠耶尔森菌肠炎会有哪些症状

该病潜伏期1～10天。由于菌型不同以及个体健康状况、反应性、免疫水平等不同，临床表现也不同：腹泻多见于婴幼儿；结节性红斑多见于40岁以上的成人；肠系膜淋巴结炎多发生在青少年及年长儿；自身免疫异常现象常见于妇女。

① 腹泻：粪便呈黄色水样或含黏液，带血或血便者较少见，腹泻每日3～10次，可持续1～2周，个别可长达3个月，偶可引起肠道溃疡、穿孔和腹膜炎。慢性腹泻常持续数月，甚至可类似慢性特发性炎性肠病。

② 发热：从短期高热到持续几周的低热不等，也为该病的突出症状。

③ 腹痛：5岁以上儿童和青少年常有右下腹痛，末梢血白细胞总数增加，症状极似阑尾炎。

④ 多发或单发关节炎：多见于女性，关节局部症状主要表现为疼痛、肿胀和关节囊液渗出。有一半左右病人白细胞增高和红细胞沉降率加速。关节炎发生频率由多至少依次为膝关节、踝关节、趾关节、跗关节、手指关节、肘关节、胸锁关节和骶髋关节。典型病例是关节发病一个接一个相继出现。

⑤ 结节性红斑：在成人中，肠炎后1～2周，有的可出现结节性红斑。结节部有压痛、痒感和灼烧感，在数周内红色结节形成斑块状。此症女性居多，约占80%。常见部位为腿的前部，其次为前臂。

⑥ 败血症：不常见，但症状严重，病死率接近50%。败血症是小肠结肠耶尔森菌肠炎全身感染和病死率较高的病种。临床上常见急性和亚急性两型。急性型突然发病，多有寒战，伤寒样和疟疾样发热；肝、脾肿大，多数病人有腹痛。

患了空肠弯曲菌肠炎会有哪些症状

初期有头痛、发热、肌肉酸痛等前驱症状，随后出现腹泻、恶心、呕吐。骤起者开始发热、腹痛、腹泻。

① 发热：占56.3%~60%，一般为低到中度发热，体温38℃左右。个别可高热达40℃，伴有全身不适。儿童高热可伴有惊厥。

② 胃肠道症状：腹痛、腹泻为最常见症状。表现为整个腹部或右下腹痉挛性绞痛，剧者似急腹症，但罕见反跳痛。腹泻占91.9%，一般初为水样稀便，继而呈黏液或脓血黏液便，有的为明显血便。腹泻次数，多为4~5次，频者可达20余次。病变累及直肠、乙状结肠者，可有里急后重。轻症病人可呈间歇性腹泻，每日3~4次，间有血性便。重者可持续高热伴严重血便，或呈中毒性巨结肠炎，或为伪膜性结肠炎及下消化道大出血的表现。部分较重者常有恶心、呕吐、嗳气，食欲减退。

③ 肠道外症状：弯曲菌也可引起肠道外感染，故有弯曲菌病之称。肠道外感染多见于35~70岁的病人或免疫功能低下者。常见症状是发热、咽痛、干咳、荨麻疹、颈淋巴结肿大或肝脾肿大、黄疸及神经症状。部分可发生血行感染，少数还可发生脑血管意外。

多数1周内自愈。轻者24小时即愈，不易和病毒性胃肠炎区别；20%的病人病情迁延，间歇腹泻持续2~3周，或愈后复发或呈重型。

患了麦胶性肠病会有哪些症状

① 腹泻、腹痛：80%以上的病人有腹泻。典型者呈脂肪泻，粪便色淡、量多、油脂状或泡沫样，常飘浮于水面，多具恶臭。每日大便次数从数次至10余次。多数病人有经常性或间歇性腹泻；少数早期或轻型病例可无腹泻，甚至可

有便秘，常可漏诊。腹痛较腹泻少见，多为腹胀痛，常在排便前出现。有些病例有明显腹胀、恶心和呕吐。

② 体重减轻、倦怠乏力：程度不一，几乎为必有的表现。消瘦、乏力主要因蛋白质、脂肪等吸收障碍，脱水、缺钾、食欲不振也是重要因素。严重病例可呈恶病质。

③ 维生素缺乏及电解质紊乱的表现：钙和维生素D缺乏可致手足搐搦、感觉异常、骨质疏松、骨软化并可引起骨痛。维生素K缺乏可致出血倾向。维生素B族缺乏可致舌苔、口炎、口角炎、脚气病、糙皮病样色素沉着等。维生素A缺乏可致毛囊角化、角膜干燥、夜盲等。半数以上病人有贫血，并伴有凹甲。

④ 水肿、发热和夜尿：水肿常见，发热多因伴发感染所致。

患了热带口炎性腹泻会有哪些症状

① 消化道症状：腹痛、腹泻，大便每日1~2次，或10多次，粪便量大，呈糊状，色淡恶臭，油腻泡沫状，约30%的病例有脂肪泻及低白蛋白血症。

② 伴随症状：有食欲不振、腹胀、腹鸣和排气过多。并可出现牛奶不耐受，饮用牛奶后出现大便次数增多或腹泻加重。也可出现因维生素缺乏症如口角炎、舌炎、巨细胞性贫血、低蛋白血症等。

患了肠结核会有哪些症状

① 多见于青壮年病人，原有肠外结核，特别是开放性

肺结核，或与开放性肺结核病人有密切接触史者。

② 腹痛：为常见症状，多位于右下腹，性质为隐痛或钝痛，常因进餐诱发。

③ 腹泻、便秘：常见腹泻与便秘交替，腹泻每天 2～4 次，为糊状便，不含黏液和脓血。

④ 呕吐：当肠结核导致肠梗阻时可出现呕吐。

⑤ 全身结核中毒症状：表现为午后低热、夜间出汗、乏力、消瘦、食欲不振、月经不规则等。

⑥ 体征：腹部检查发现右下腹压痛，或伴包块，或出现原因不明的肠梗阻。

患了放射性肠炎会有哪些症状

该病诊断一般不困难，盆腔、腹腔或腹膜后恶性肿瘤放射治疗史是诊断不可缺少的条件之一，结合其临床表现特点以及有关检查，可明确诊断并确定其病变性质和部位。

① 早期：大剂量照射后 1～2 周，可见恶心、呕吐及阵发性中下腹痉挛性腹痛，腹泻主要排黏液或血便。凡持续便血者，可引起缺铁性贫血。偶见低热、消瘦乏力。

② 晚期：放射治疗后 6 个月至 10 余年的病人，可发生放射性结肠、小肠、直肠炎。有结肠、直肠炎者，可见腹痛、腹泻、黏液血便，伴里急后重。有直肠小肠瘘时，可使不消化的食糜迅速排出体外，造成长期吸收不良的恶病质征象。放射性小肠炎可见中下腹痛、腹胀、恶心、血样腹泻或脂肪痢、消瘦乏力，伴贫血、水肿，有出血倾向、末梢神经炎及下肢麻痹无力或疼痛。

③ 直肠指检：直肠损害者常可有肛门括约肌痉挛与触

痛，直肠前侧壁水肿，增厚变硬，指套可染血，有时可触及溃疡、狭窄或瘘管。约3%严重直肠损伤者可形成直肠阴道瘘管，若同时做阴道检查很易发现。

患了克罗恩病会有哪些症状

克罗恩病表现比较多样，与肠内病变的部位、范围、严重程度、病程长短以及有无并发症有关。典型病例多在青年期缓慢起病，病程常在数月至数年以上，活动期和缓解期长短不一，相互交替出现，反复发作中呈渐进性进展。少数急性起病，可有高热、毒血症症状和急腹症表现，整个病程短促，腹部症状严重，多有严重并发症。偶有以肛旁周围脓肿、瘘管形成或关节痛等肠外表现为首发症状者，腹部症状反不明显。

① 腹泻：是该病最常见的症状，每天2～6次，大便中一般无肉眼可见的黏液与脓血，多数不伴有里急后重。腹泻的原因主要是肠内炎症、肠道功能紊乱和肠道吸收不良。此外，瘘管形成造成短路也可能与之有关。

② 腹痛：也是该病最常见的症状，以右下腹及脐周痉挛性阵痛多见，可于餐后发生，排便后暂可缓解。急性克罗恩病可伴右下腹剧痛，酷似急性阑尾炎；如持续性腹痛，伴压痛、反跳痛，同时有肌肉紧张，要注意浆膜受累，有急性穿孔的可能；肠周围脓肿、肠粘连、肠梗阻、中毒性巨结肠等均能导致腹痛。

③ 发热：主要表现为间歇性发热，通常为低热。急性重症病例或伴有化脓性并发症时，多可出现高热、寒战等毒血症症状。个别可仅有高热，缺乏肠道症状，也有肠道症状显著而不觉发热的。

④ 腹块：约1/3的病例可于右下腹、脐周出现大小不一的腹块，这种腹块由肠粘连、肠壁增厚、肠系膜淋巴结肿大、内瘘或局部脓肿形成所致，腹块质地中等，有压痛，多因粘连较固定，易与腹腔结核和肿瘤等混淆。

⑤ 其他：该病常伴有恶心、呕吐、纳差、便血，但与溃疡性结肠炎相比，便鲜血者少，量一般不多。因长期慢性腹泻，可致体重减轻、贫血、全身营养不良、发育不良、血浆白蛋白降低、水肿、电解质紊乱等全身表现。可因肠黏膜水肿、纤维组织增生形成肠段狭窄，引起不同程度的肠梗阻（很少为完全性的），或因继发性脓肿穿破有瘘管形成。

⑥ 肠外表现：有骨质疏松、杵状指、关节炎、虹膜睫状体炎、葡萄膜炎、结节性红斑、坏疽性脓皮病、口腔黏膜溃疡、小胆管周围炎、硬化性胆管炎、血管炎、慢性活动性肝炎或脾肿大等，此外还有肾结石、血栓性静脉炎、强直性脊柱炎及白塞病。直肠或结肠受累者，有时可发生癌变。

患了溃疡性结肠炎会有哪些症状

① 腹泻：血性腹泻是该病最常见的症状，粪中可含脓血，轻症病人每天2~4次，严重者可达10~30次，多数伴有里急后重。

② 腹痛：也是该病最常见的症状，局限于左下腹或下腹部阵发性痉挛性绞痛，疼痛后有便意，排便后腹痛可缓解。

③ 发热：主要表现为间歇性发热，通常为低热，急性重症病例或中毒性结肠扩张并发症时，多可出现高热、寒战等毒血症症状。个别可仅有高热，缺乏肠道症状，也有肠道症

状显著不觉发热的。

④ 其他：该病常伴有恶心、呕吐、纳差、便血。因长期慢性腹泻，可致体重减轻、贫血、全身营养不良、发育不良、血浆白蛋白降低、水肿、电解质紊乱等全身表现。

⑤ 肠外表现：有外周关节炎、巩膜外层炎、前葡萄膜炎、结节性红斑、坏疽性脓皮病、口腔黏膜溃疡、强直性脊柱炎、原发性硬化性胆管炎等。直肠或结肠受累者，有时可发生癌变。

肠道的寄生虫性疾病

患了阿米巴痢疾会有哪些症状

① 全身症状：症状轻，无发热。

② 腹泻：起病缓慢呈间歇性腹泻，又称阿米巴痢疾。典型急性期表现为大便呈暗红色果酱样，每日 10 余次，有特殊腥臭，粪质较多，含血及黏液，常反复发作。可伴有腹胀和中度腹痛。

患了蛔虫病会有哪些症状

小肠中有少数蛔虫感染时可无症状，称蛔虫感染者。大量感染引起疾病称蛔虫病。

① 常见表现：肠道蛔虫常引起反复发作的上腹部或脐周腹痛，呈不定时反复发作。虫体的机械性刺激及其分泌的毒物和代谢产物可引起消化道功能紊乱和异性蛋白反应，如纳差、恶心、呕吐、腹泻和荨麻疹。可从粪便中排出蛔虫或呕吐出蛔虫。

② 并发症表现：儿童严重感染者，可引起营养不良、精神不安、失眠、磨牙、夜惊等。肠内蛔虫一般处于安静状态，受到各种刺激（如高热、消化不良、驱虫不当等）后易使蛔虫骚动及钻孔，可引起严重的并发症。常见的有：a. 胆道蛔

虫症：系蛔虫钻入胆道而引起，表现为剑突下突然发生阵发性绞痛或钻顶痛，可放射至背部及右肩部，难以忍受，极度不安。常伴有恶心及呕吐。腹壁软，仅在疼痛发作时腹壁轻度痉挛，剑突下明显的局限性压痛。当进入胆道的蛔虫退到小肠后，症状突然消失。若蛔虫进入胆囊管或肝内胆管时，可继发细菌感染引起急性化脓性胆囊炎、胆管炎或急性出血坏死型胰腺炎；深入肝内胆小管时可产生细菌性肝脓肿。蛔虫残体或蛔虫卵长期存留胆管或胆囊时，可以其为核心逐渐形成胆结石。b. 蛔虫性肠梗阻：多见于小儿。由于虫数较多，扭结成团阻塞肠腔，引起部分肠梗阻。病人有阵发性腹痛、恶心、呕吐、腹壁软，可扪及大小不等粗麻绳样索状块物。如不及时治疗，可发展为完全性肠梗阻。c. 其他：伤寒或少数胃、十二指肠溃疡病病人感染蛔虫后，蛔虫可穿破病变处肠胃壁引起穿孔，产生弥散性腹膜炎。蛔虫向上逆行时可由鼻孔、口腔排出，或钻入耳咽管引起耳鼓膜穿孔，并由外耳道排虫。偶尔蛔虫可到达喉或气管，引起窒息。

患了钩虫病会有哪些症状

钩虫病的临床症状轻重不一，与感染钩虫的种类、数量、时间和个人营养及免疫状况有关。绝大多数是无症状的钩虫感染者。

① 贫血和循环系统：贫血是钩虫病最突出的表现。长期慢性失血造成铁及蛋白质的损失，引起缺铁性贫血及低蛋白血症；在重度感染后 3 ~5 个月可逐渐出现严重的进行性贫血，病人有头昏、眼花、耳鸣、乏力、劳动后心悸、气促、记忆力减退、表情淡漠、皮肤苍白或呈蜡黄色等症状。长期严重贫血病人心脏可呈一般性扩大，心前区有吹风样收缩

期杂音，心率增速和血压降低（舒张压为甚）。贫血属小细胞低色素性贫血，嗜酸粒细胞大多增高。骨髓铁粒细胞显著减少或消失，血清铁和铁蛋白浓度降低。

② 消化系统：钩虫咬附小肠黏膜发生许多出血点和浅小损伤，可导致慢性炎症和胃肠功能紊乱，引起消化道症状。早期有食欲改变、上腹部不适等，症状明显者常有上腹部疼痛，恶心、嗳气等类似球部溃疡或十二指肠炎表现。严重感染者可出现异食癖，如喜食生米、泥土等，多数病人有微量肠道出血，偶有并发消化道大出血，表现为持续性黑便。

③ 其他：儿童期严重感染可有生长发育障碍，或并发心功能不全，周围血可呈类白血病反应。孕妇严重感染可导致流产或死胎。

患了蛲虫病会有哪些症状

一般症状轻微，主要表现为夜间肛门及会阴部奇痒，因而失眠，烦躁不安，夜惊等。由于蛲虫可钻入黏膜深层引起轻度炎症。也可出现消化不良、恶心、呕吐、腹痛、食欲减退等症状。偶有蛲虫侵入泌尿系统或女性生殖系统，引起尿频、阴道炎、输卵管炎或腹膜炎。

患了血吸虫病会有哪些症状

血吸虫病的临床表现复杂多样，临床上可分为急性、慢性与晚期血吸虫病和异位损害。

① 急性血吸虫病：多发生于夏季，以男性青壮年和儿童居多。病人多有明确疫水接触史，如打湖草、捕鱼、摸蟹、

游泳等。约半数病人在尾蚴侵入部位出现蚤咬样红色皮损,2~3 天消退。a. 发热:病人均有发热,以间歇热最常见,常表现为临晚高热,伴畏寒、次晨热退大汗。弛张热和稽留热多见于重型病人。病人一般无显著毒血症状。b. 过敏反应:有荨麻疹、血管神经性水肿、全身淋巴结轻度肿大等。c. 腹部症状:半数以上病人可有腹痛、腹泻,脓血便仅占 10%。有时腹泻可与便秘交替。

② 慢性血吸虫病:病人症状可有可无。a. 无症状者:仅在粪便检查时发现虫卵而诊断。b. 有症状者:以腹痛、腹泻为常见,每日 2~3 次稀变,偶尔带血。重症病人可有持续性脓血便,伴里急后重,常伴肝脾肿大。

③ 晚期血吸虫病:主要是指血吸虫性肝纤维化。根据其主要临床表现,分为巨脾型、腹水型和侏儒型。a. 巨脾型:最常见,占晚期血吸虫病绝大多数。脾脏可大至脐线以下或向内侧超过正中线,质地坚硬。病人均伴有脾功能亢进,血中白细胞与血小板减少以及贫血和出血倾向。b. 腹水型:腹水为晚期血吸虫病肝功能失代偿的表现。腹水形成与门静脉阻塞、低蛋白血症以及继发性醛固酮增多有关。少数病人出现黄疸,下肢水肿常见。c. 侏儒型:现已少见。主要表现为身材矮小,性器官不发育,女性病人无月经。

肠道的动力障碍性疾病

患了肠道易激综合征会有哪些症状

① 腹痛：几乎所有病人均有不同程度的腹痛，部位不定，以下腹部多见，排便后可好转，夜间睡眠时痛醒者极少。

② 腹泻：一般 3 ~5 次/日，多为糊状便，多带黏液，部分病人粪质少而黏液多，但绝无脓血便。排便一般不干扰睡眠，部分病人可腹泻与便秘交替。

③ 便秘：排便困难，粪便干结，呈羊粪状。

④ 其他消化道症状：相当部分病人可有失眠、焦虑、抑郁、头晕、头痛等精神症状。

⑤ 体征：无明显阳性体征，可有相应部位压痛。

患了肠道菌群失调症会有哪些症状

该症以严重腹泻或慢性腹泻为主要临床表现，在应用抗生素治疗过程中，如突然发生腹泻，或原有腹泻加重，即有可能发生该症。腹泻多为淡黄绿色水样便，有时如蛋花样。a. 真菌感染可呈泡沫样稀便，有腥臭味，脓血便。b. 葡萄球菌感染可排黄绿色稀便，每日 3 ~20 余次，伴有腹胀，腹痛一般不显著，吐泻严重者可伴有脱水。电解质紊乱、血尿素氮升高、血压下降。c. 白念珠菌感染一般多从上消化道开始，蔓延到小肠甚至肛周，鹅口疮常是白念珠菌肠炎最早的信号，如小肠黏膜糜烂或溃疡可引起多次的无臭黏液脓性粪便，有时可呈水泻，伴有消化不良，如治疗不及时，可扩散至呼吸道、泌尿道甚至脑组织。d. 铜绿假单胞菌（绿脓杆菌）感染能产生蓝绿色荧光素使粪便带绿色，但并不经常引起腹泻，个别病例腹痛轻，少数伴恶心、呕吐，多有水、电解质紊乱，重症可发生休克。

有些旅游者可能因气候和环境的改变而发生肠道菌群失调，俗称水土不服。近年来，由于冰箱的普及使用，有的家庭储存大量的肉食品及蔬菜，过久的储存使食物变质，食用后引起肠道菌群失调，造成呕吐、腹泻。

患了吸收不良综合征会有哪些症状

吸收不良综合征的临床表现，除了导致吸收不良的原发性疾病的特有症状和体征外，主要是各种营养素吸收障碍所引起的一系列病理生理改变。常见的症状和体征如下：

① 腹泻和腹痛：大多数病人的腹泻可为经常性或间歇发作。由于脂肪吸收障碍，可导致脂肪痢，其典型者的粪便为淡色、量多、油脂状或泡沫状，常飘浮于水面，且多有恶臭。脂肪酸和胆盐吸收障碍病人的腹泻可呈现稀便状。但临床上有5%~20%的病例可无腹泻，甚至表现出便秘的症状。腹痛多为胀痛，少有绞痛，常在排便前出现，可伴有轻度压痛及胃胀气。

② 消瘦、乏力、易疲劳：这是由于脂肪、蛋白质和碳水

化合物吸收障碍致使热量吸收减少所致，脱水、低钾、食欲不振也是重要因素。严重病人可呈现恶病质，体重减轻10~20千克以上。

③ 维生素和矿物质吸收障碍：铁吸收障碍可致缺铁性贫血。维生素 B_{12} 和叶酸吸收障碍可致巨细胞性贫血。钙、镁、钾、维生素D吸收障碍可致感觉异常、手足搐搦。维生素K吸收障碍可使病人有出血倾向，出现淤斑、黑便和血尿。维生素B族缺乏可致舌炎、口炎、口角炎、脚气病等。

④ 水肿、腹水、夜尿、发热：主要表现为低蛋白血症，可出现周围水肿和腹水、水吸收障碍性夜尿症。由于吸收不良，免疫功能下降，故易于感染，可有发热表现。

⑤ 牛乳不耐症：由乳糖吸收障碍所致，表现为绞痛、胃胀气和腹泻。此种病人黏膜乳糖酶水平可下降，Flat乳糖耐量试验阳性。

患了短肠综合征会有哪些症状

短肠综合征按小肠广泛切除的时间可分为3个阶段，其表现略有不同。

① 急性反应期：指小肠广泛切除术后的3~4周，在术后数日内失水和电解质的紊乱最为明显，脂肪、蛋白质和碳水化合物等营养物质吸收不良的表现也逐渐明显。由于免疫功能减低，易于发生感染。钙、镁的吸收不良可引起手足抽搐。约半数病人可能由于手术后应激状态和肠抑胃肽、胰泌素、缩胆囊素分泌减少，引起胃酸分泌在短期内显著增加，可加重吸收不良和并发消化性溃疡。临床上可表现为程度不同的吸收不良性腹泻和脂肪泻。

② 功能代偿期：指术后的1个月到1年，腹泻仍然常见，这是由于胆盐性、高渗性和吸收不良性等多种因素造成。水和电解质的吸收可因结肠功能的代偿增强有所好转，但营养物质吸收不良的表现却趋向明显。故除腹泻外，尚有体重减轻、乏力、倦怠和全身衰弱等，其表现与吸收不良综合征相似。维生素D和蛋白质的吸收不良可引起代谢性骨病（骨软化和骨疏松），导致骨痛和自发性骨折。维生素K缺乏可引起凝血机制障碍，产生紫癜、淤点或全身性出血倾向。周围神经炎和水肿可分别继发于维生素B族的缺乏和低白蛋白血症。如十二指肠被切除，常有贫血，这可能由于叶酸以及铁缺乏所引起。

③ 适应期（稳定期）：肠切除术1年后，剩余小肠有效面积代偿性增加，与病人机体代谢相适应，从而取得相对平衡。但有些病人这种平衡易被内在的或外源性的因素所打破，尤其是小肠切除过长者可能无法获得长久的适应期，结果病情日益加重，出现严重的营养不良，甚至死亡。

患了盲袢综合征会有哪些症状

① 胃肠道症状：腹泻是每个病例皆有的表现，包括脂肪泻和水泻，常有腹胀、腹痛，可有恶心、呕吐。由于食物被过度分解，粪便多恶臭。偶有因肠袢黏膜糜烂或溃疡形成，引起消化道出血、穿孔。

② 消化吸收不良的症状：由于维生素 B_{12} 吸收不良和被消耗，常引起大细胞低色素性贫血，也可因铁吸收障碍有小细胞低色素性贫血。可因各种维生素吸收障碍引起夜盲症、口角炎、舌炎、糙皮病、低钙性搐搦及骨质软化等。由于

消化吸收障碍，低蛋白血症及体重减轻十分常见。

③ 神经系统症状：少数病人可出现深部感觉受损、步态不稳、共济失调、肌张力异常等神经系统症状。

患了倾倒综合征会有哪些症状

① 胃肠道症状：倾倒综合征的临床表现多发生于胃切除术后第1周至第3周恢复进食时，极少数可在术后几年才见发生。常在餐后半小时左右尤其是进食大量碳水化合物后，病人感上腹胀痛和饱胀不适、恶心，时伴呕吐、嗳气、腹鸣胀气，随即有频频便意，并见连续数次含不消化食物的腹泻。

② 血管舒张症状：大多数病人同时出现头昏、眩晕、软弱无力，甚至颤抖、晕厥，伴颜面发红或苍白以及心动过速，严重者可有血压下降。

在餐后若躺卧片刻可迅速消除症状或避免发作。若在进餐中发生，应立即停止进食，一般在半小时内症状全部消失。

患了胃空肠输入袢综合征会有哪些症状

胃空肠吻合术后输入袢扩张及内容物潴留造成一系列症状称为胃空肠输入袢综合征。多与输入袢低张、过长扭结或输出袢梗阻有关，造成十二指肠排空受阻。可分为急性空肠输入袢梗阻和慢性空肠输入袢综合征。

① 急性空肠输入袢梗阻表现为突然上腹剧痛，呕吐频

繁，呕吐物中无胆汁，呕吐后症状不缓解。梗阻严重者可发生十二指肠高度扩张，肠壁坏死、穿孔，导致急性腹膜炎。

② 慢性输入袢综合征表现为餐后 15~30 分钟出现右上腹不适、胀痛，突然呕吐出大量胆汁，症状即可缓解。

③ 体征：急性空肠输入袢梗阻病人可有上腹压痛，能触及可疑包块或扩张肠袢，随后脉率增快，血压下降等休克表现。慢性输入袢综合征病人可有十二指肠和空肠输入袢显著扩张，腹部可触及肿块。

患了结肠梗阻会有哪些症状

引起结肠梗阻的最常见原因有：

① 癌性梗阻，特别是脾曲以下，癌占 72%~88%。

② 结肠扭转，可发生在盲肠、横结肠和乙状结肠，后者约占 70%。

③ 其他有盆腔术后粘连、结肠外压迫（胃、胰、盆腔肿瘤）以及粪块或异物的阻塞造成梗阻。

结肠梗阻的临床表现与一般肠梗阻相同，除结肠扭转处，症状不如小肠梗阻典型和严重。

① 腹痛：右半结肠梗阻腹痛多在上腹部；左半结肠梗阻多位于左下腹，慢性梗阻的腹痛轻微。

② 恶心呕吐少，出现也晚，有的可吐恶臭的粪样内容物。

③ 腹胀明显，在两侧腹部突出或呈马蹄状。若是结肠扭转所致腹胀呈局限性伴肠鸣亢进。

④ 肛门停止排气、排便。

⑤ 伴有脱水和电解质的紊乱，特别是老年人，由于闭袢性肠梗阻，结肠内细菌繁殖快，产生毒素，与细菌很快进

入肠系膜淋巴结、肝及血液中，造成全身中毒症状重，甚至休克。

患了肠扭转会有哪些症状

肠扭转具有一般肠梗阻症状，但发病急骤，疼痛剧烈、病员辗转不安，休克可早期出现。肠扭转以顺时针方向旋转多见，扭转程度轻者在 360 度以下，严重者可达 2 ~3 转。其症状与小肠或乙状结肠扭转略有差异。

① 小肠扭转：急性小肠扭转多见于青壮年，常有饱食后剧烈活动等诱发因素。发生于儿童者，常与先天性肠旋转不良等有关。表现为突然发作剧烈腹部绞痛，多在脐周围，常为持续性疼痛阵发性加重；腹痛常牵涉腰背部，病人往往不敢平仰卧，喜取胸膝位或蜷曲侧卧位；呕吐频繁，腹胀不显著或者某一部位特别明显，可以没有高亢的肠鸣音。腹部有时可扪及压痛的扩张肠袢。病程稍晚，即易发生休克。

② 乙状结肠扭转：多见于男性老年，常有便秘习惯，或以往有多次腹痛发作经排气、排便后缓解的病史。临床表现除腹部绞痛外，有明显腹胀，呕吐一般不明显。

患了肠套叠会有哪些症状

该病 80％发生于 2 岁以内的儿童，发病突然，主要表现腹痛、呕吐、便血、腹部“腊肠样包块”。

1. 急性肠套叠

① 阵发性腹痛：腹痛突然发生，疼痛时病孩面色苍白、出汗、下肢屈曲，有些病儿并不啼哭，表现烦躁不安，持续数

分钟后突然安静，玩喜如常，但不久后上述情况又重复出现。

② 呕吐：腹痛发作以后即出现，初起较频繁，随后可减轻，吐出物多为胃内容物。患儿常拒绝哺乳或拒食。到后期如发展为完全性肠梗阻时，常见呕吐物为粪便样，带有臭味。

③ 便血：为肠套迭最重要症状之一。发病后 4~12 小时，就可出现紫红色或“猪肝色”大便，并有黏液。直肠指诊指套上可染血迹，有时可触到套叠之头部。

④ 腹部包块：在病儿安静或熟睡时，腹壁松弛情况下，在腹部可摸到“腊肠样”的肿块。如为回盲型，肿块多在右上腹部或腹中部，表面光滑，稍可移动，腹痛发作时，肿块明显，肠鸣音亢进，右下腹有“空虚感”。如就诊较晚，由于明显腹胀或腹膜炎存在，使肿块不易扪清。

2. 慢性肠套叠

患儿年龄越大，发病过程越缓慢。主要表现为阵发性腹痛，腹痛时上腹或脐周可触及肿块，不痛时腹部平坦柔软无包块，病程有时长达 10 余日。由于年长儿肠腔较阔可无梗阻现象，肠管也不易坏死。呕吐少见，便血发生也较晚。

患了粘连性肠梗阻会有哪些症状

粘连性肠梗阻是肠粘连或腹腔内粘连带压迫所致的肠梗阻，较常见。占各类梗阻的 19%~20%。肠粘连、粘连带是由于腹部手术、炎症、创伤、出血、异物刺激等所引起，常见有两大类：广泛性粘连，包括片状粘连、索带状粘连。粘连最常见的部位是小肠，容易发生在阑尾切除手术后（尤其是阑尾穿孔腹腔引流术后）或盆腔手术后。粘连和粘连带虽然是导致肠梗阻的常见原因，但粘连的存在并不等于必然会产生肠梗阻。

肠梗阻的真正发生原因是在粘连的基础上，有时还需外界因素的影响而诱发。这些外界因素包括：暴饮暴食后近端肠内容物骤然增多，不能顺利通过已狭窄的肠腔，形成相对的梗阻；粘连部位发生炎症或粘连水肿，食物残渣，异物的堵塞，都能导致肠腔狭窄。

① 临床表现：症状主要有阵发性腹绞痛与反复呕吐，呕吐物为黄绿色液体，甚至为粪汁样，摸到肠型及听到高亢肠鸣音。不同位置肠梗阻临床表现有所不同。高位小肠梗阻呕吐频繁而腹胀较轻，低位小肠梗阻则反之。结肠梗阻的临床表现与低位小肠梗阻相似。X 线腹部平片检查可区别。小肠梗阻是充气之肠袢遍及全腹，液平较多，而结肠不显示。若为结肠梗阻，在腹部周围可见扩张的结肠和袋形，小肠内积气不明显。

② X 线平片检查可见梗阻部位以上肠段扩张并可见液平面。

粘连性肠梗阻需鉴别是单纯性还是绞窄性肠梗阻，一般认为出现下列征象应疑有绞窄性肠梗阻：

① 急骤发生的剧烈腹痛持续不减，或由阵发性绞痛转变为持续性腹痛，疼痛部位较为固定。若腹痛涉及背部，提示肠系膜受到牵拉，更提示为绞窄性肠梗阻。

② 腹部有压痛、反跳痛和腹肌强直，腹胀与肠鸣音亢进不明显。

③ 呕吐物、胃肠减压引流物、腹腔穿刺液含血液，也可有便血。

④ 全身情况急剧恶化，毒血症表现明显，可出现休克。

⑤ X线平片检查可见梗阻部位以上肠段扩张并充满液体，在扩张的肠管间常可见有腹水。

患了缺血性结肠炎会有哪些症状

1. 临床表现

① 好发于老年人，多伴高血压病、动脉硬化、心脏病、休克和长期服药等病史。

② 急性腹痛：病人多先突然发作痉挛性腹痛，持续性伴阵发性加剧，以左侧多见，持续数小时或数天，后期有不完全性肠梗阻表现。若出现腹膜刺激征，提示肠坏死、腹膜炎。

③ 血性腹泻：多在腹痛开始24小时内出现腹胀、腹泻、血便等表现。

④ 体检有时可有左侧腹部压痛，肛门指检指套可血染。

该病病程多自限性。由于侧支循环代偿，病情可在数日内恢复，但也可出现腹膜炎、肠穿孔、肠坏死等并发症。

2. 辅助检查

① 钡剂灌肠：结肠袋轮廓改变、肠腔狭窄、溃疡。

② 结肠镜检查：在急性期可见肠道黏膜充血水肿、红斑、糜烂，病变与正常肠道黏膜分界清楚。数天后复查病变可有显著性改变。

3. 治疗

对于该病的治疗一般采取保守疗法，包括休息、禁食、补液、维持水电解质平衡，合理使用抗生素。如出现腹痛加重并有明显腹膜刺激征时，应剖腹探查，病情允许的条件下可行手术治疗。

患了先天性巨结肠症会有哪些症状

先天性巨结肠症第一个症状是胎粪排出延迟或出生后多日不排胎粪，然后出现进行性便秘，开始较轻，数日排粪1次，后逐渐加重，有的数周排粪1次，伴有腹胀、呕吐等不完全肠梗阻症状，有的以顽固性便秘为主要症状。有的需口服泻剂或灌肠才能帮助排粪和排气，但过后便秘又复如故。反复灌肠和大剂量泻药有的也不能减轻症状，出现高度腹膨、压迫肺底引起呼吸困难和血循环障碍、下肢血回流不畅等。病久患儿营养不良，慢性病容，腹部高度膨隆，见扩大之肠型和蠕动波，有的肠鸣亢进，可触及粪块，直肠指诊直肠内无粪便淤积，也无器质性狭窄。腹部平片显示低位肠梗阻，扩张结肠的远段存积大量粪便。钡灌肠可见痉挛性狭窄移行到扩张肠管的位置，受累肠管边缘僵直、无蠕动波和收缩。

患了消化道憩室病会有哪些症状

1．食管憩室

①咽－食管憩室（Zenker 憩室）：临床表现为轻度吞

咽困难，潴留在憩室里的食物可返流入口腔。饭后及睡眠时易发生呛咳。晚期表现有喉返神经受压引起的声音嘶哑，饮水时有气过水声及反复发作的吸入性肺炎。体检时可在锁骨上方颈根部发现面团样肿块，按压时发出水过气声。憩室内发生癌肿者，需早期手术治疗。

② 食管中段憩室：较少见，为牵出性的真性憩室。憩室开口大，囊袋位置高于囊颈部，不易发生食物潴留，一般无症状，少数人有吞咽困难，极少数发生纵隔脓肿或食管气管瘘。有症状者可予水囊或气囊扩张，无症状者不需要手术治疗。

③ 膈上食管憩室：在食管憩室中最少见，属假性憩室，男性多见。常伴食管痉挛、贲门痉挛、返流性食管炎或食管裂孔疝。无症状者不需治疗，有明显症状如吞咽障碍、胸骨后疼痛及癌变者需做手术切除。

2. 胃憩室

大多数病人无症状，少数主诉饭后或平卧时有间歇性上腹部饱胀或下胸部疼痛，伴恶心、呕吐、烧心感，与食物在憩室内的滞留有关。常见并发症为出血。

3. 小肠憩室

① 十二指肠憩室：是小肠憩室中多见，绝大多数病人无症状，约10%病人主诉上腹胀痛不适，伴恶心嗳气，饱食后加重。并发炎症或溃疡时，症状较重或持久。憩室部位可有压痛，乏特氏壶腹周围憩室约有27%伴发胆石症，也可引起胆总管梗阻、胆管炎、复发性胰腺炎。其他并发症为出血与穿孔，均不常见。十二指肠腔内憩室可并发部分或完全性十二指肠梗阻，引起饭后上腹饱胀绞痛，呕吐后缓解。

② Meckel 憩室：为位于回肠末端的真性憩室，系胚胎

期卵黄管之回肠端闭合不全所致。大部分病人无症状，出现并发症时产生相应症状。当憩室突向肠腔内时，可引起肠套叠及阻塞性肠梗阻，症状为呕吐、腹胀、便秘或有红色果酱样粪便。异位胃黏膜能分泌胃酸和胃蛋白酶，产生憩室消化性溃疡与出血，均是儿童病例常见的并发症。

③ 获得性空回肠憩室：该病少见，单个性憩室多无症状，多发性憩室内有大量细菌繁殖时，可有消化不良症状，如腹痛、胀气、腹泻及吸收不良，并出现消瘦、贫血和脂肪泻。

4．结肠憩室

表现为慢性间歇性左下腹疼痛，典型者主诉便秘伴腹部胀气及消化不良。体检时左下腹可有压痛，扪及坚硬充满粪块的乙状结肠。

肠道肿瘤

患了大肠癌会有哪些症状

大肠癌起病隐匿，早期症状不明显。随着癌肿的增大与继发病变的发生才出现症状，其主要症状有：

1. 临床表现

① 排便习惯与粪便性状改变：常以血便为突出表现，或有痢疾样脓血便、里急后重，系因结肠下段或直肠癌肿糜烂坏死造成。有时表现为顽固性便秘，大便形状变细，由大肠远端癌肿引起的肠腔狭窄所致。也可表现为腹泻与糊状大便，或腹泻与便秘交替，粪质无明显黏液脓血，多因癌肿位于结肠上段，瘤体表面糜烂、炎症而导致的肠功能紊乱所致。

② 腹痛：癌肿常有糜烂、坏死与继发感染，使相应的肠段蠕动增加，肠曲痉挛，多可引起不同性质与程度的腹痛，一般见于右侧大肠癌，表现为右腹钝痛，或同时涉及右上腹、中上腹；因胃结肠反射加强，可出现餐后腹痛。左半结肠肠腔不如右半结肠肠腔宽大，乙状结肠肠腔狭小且与直肠形成锐角，而粪便在左半结肠已成形。因此，左半结肠癌容易引起慢性进行性肠梗阻，见腹绞痛，伴有腹胀、肠鸣音亢进与肠型。晚期病人因有腹膜后转移、浸润腰骶神经丛，常有腰骶部持续性疼痛。

③ 腹部肿块：肿块质坚硬，大小不等，表面呈结节感，

一般可以推动。到后期固定不移，合并继发感染时可有压痛。癌肿多见于右侧腹，是右侧大肠癌的表现之一，肿块位置的高低取决于癌肿的部位，盲肠、升结肠、结肠肝曲癌的肿块分别位于右下、右中、右上腹，横结肠癌的肿块可在脐周扪到。腹部肿块提示为体积较大的息肉型癌肿或已有肠周围器官转移。

④ 直肠病变：直肠指诊可扪及肠腔内菜花状硬块，或边缘隆起、中心凹陷的溃疡，或肠腔环状狭窄，指套常染有脓血。大肠癌位于直肠者约占半数，绝大部分直肠癌可在直肠指诊时触及。所以，直肠指诊是早期发现直肠癌的重要检查手段，不可忽视。

2. 全身症状

有贫血、消瘦、发热、黄疸、腹水以及恶病质等。

患了肠道疾病

需进行

哪些项目诊断检查

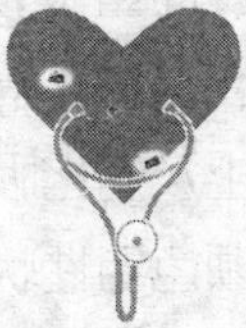

姓名 Name ______ 性别 Sex ______ 年龄 Age ______

住址 Address ______

电话 Tel ______

住院号 Hospitalization Number ______

X 线号 X-ray Number ______

CT 或 MRI 号 CT or MRI Number ______

药物过敏史 History of Drug Allergy ______

怎样的大便才算正常

① 从大便的量来说，正常成人在一般饮食条件下，大多每日排便一次，其量为 100～300 克，可随食物种类、数量及消化器官的功能状态而不同。以摄取细粮及肉食为主者，粪便细腻而量少，进食粗粮特别是多量蔬菜后，因含粗纤维多，粪便量增大。若胃肠、胰腺有炎症或功能紊乱时，因分泌、渗出及消化吸收不良使粪便量增多。

② 从颜色与性状来说，正常成人粪便为黄褐色、圆柱状软便，婴儿粪便呈浅黄色或金黄色。

③ 从其气味来说，正常粪便因含吲哚及粪臭等而有臭味，肉食为主者味重，素食为主者味轻。患慢性肠炎、胰腺疾病，特别是直肠癌溃烂继发感染时多有恶臭。

检查大便的目的是什么

正常粪便由已经消化的和消化不全的食物残渣、消化道分泌物、大量细菌和水分组成，粪便检查是发现消化系统疾病的重要方法，其主要目的在于：

① 了解粪便中有无炎性产物、血液、寄生虫卵或虫体等病理成分。

② 根据粪便的性状和组成，判断胃肠、胰腺和肝胆的功能状态。

③ 用粪便隐血检查作为消化道恶性肿瘤诊断的筛选试验。

④ 涂片并做革兰染色或培养，检查粪便中有无致病菌或菌群失调以防治肠道感染。

粪便标本的采取，务求新鲜且不可混入尿液，应取粪便黏液或脓血部分。如无异常所见，可自粪便表面不同部位、粪便深处及粪端取材。

一般检查，取手指头大粪便一块，置于清洁不吸水的纸盒内即可；如孵化血吸虫毛蚴，最好留全份粪便，或留鸡蛋大粪便一块；如检查溶组织阿米巴滋养体，应于排便后从脓血性或稀软部分取材，注意保温并立即送检；如作细菌培养，应将粪便采集于无菌的粪便培养管内送检；检查蛲虫卵时，需用透明薄膜拭子于清晨排便前自肛门周围皱襞处拭取。如无粪便，又必须检查时，可经肛门指诊或用采便管获取粪便。灌肠后所得的粪便常因过稀及混有油滴，不适于做检查材料。

做大便隐血试验时应注意些什么

病人在留取大便标本时注意以下事项也有助于大便隐血试验结果的准确性。a. 检查前禁食动物性食品 3 天，留取停肉食后第 3 次以后的粪便标本，尽快送检。b. 留取标本时要注意挑取外观色或性状有明显异常的粪便。c. 注意除外口腔、牙龈出血，痔出血或月经出血混入粪便对隐血试验结果的影响。d. 某些金属或药物（如铁、铜、铋、碘化钠、维生素 C 等）可使大便隐血呈假阳性反应，应避免食用。

X 线检查对肠道疾病的诊断有哪些意义

X 线腹部平片检查对先天性肛门闭锁、间位结肠、肠气囊肿症和胃肠道穿孔等有较大的价值，对直肠、乙状结肠肿瘤已形成肠狭窄，指诊或乙状结肠镜都难以通过，不能判定肿瘤大小时，可做钡剂灌肠或钡剂双重造影，观察肿瘤的凹凸不平的充盈像，病变部肠管的伸展受限，肠管壁的硬直、不整、黏膜皱襞的破坏、消失或不规则蠕动异常等。钡剂灌肠检查能了解肠道器质性病变，对于肠坏死、肠穿孔者禁用。钡剂双重造影，对显示大肠的细小病变，如小息肉、早期癌肿、小溃疡、溃疡性结肠炎、浸润性病变等效果良好。

什么是大肠气钡双重对比造影

大肠的 X 线检查方法有钡剂灌肠和气钡双重对比造影。单纯的钡剂灌肠只能检查结、直肠中较大的病灶，疾病的检出率较低，目前已较少使用，代之以大肠气钡双重对比造影。此造影采用先后向肠腔内注入钡剂和空气的方法，可形成良好的对比影像，显示大肠黏膜的细微结构、黏膜轮廓清晰、连续光滑、肠管外形良好、影像透明、立体感强。优质的造影诊断符合率与纤维结肠镜接近。做大肠气钡双重对比造影的病人需先行肠道准备，检查前肌肉注射山莨菪碱使肠管松弛。由于检查过程中需多次翻身，可能不适合年老体弱、行动不便或病情较重的病人。

CT 和磁共振成像（MRI）对消化系统疾病诊断有什么意义

CT 对腹腔实质性脏器（如肝、胰、肾、肾上腺、腹腔淋巴结等)疾病的敏感性和准确性大于空腔脏器(如胃、肠)。CT的优势在于其可以比较准确地观察到病变癌局部侵犯的范围和有无肝、骨骼、肾上腺或淋巴结的转移。

CT仿真肠镜检查是螺旋CT一种新的三维重建技术,利用它进行重建和图像处理,可以充分显示肠道占位病变和周围浸润情况,且具有不用插管、无创伤性、不良反应少等优点,同时可多次观察,达到类似结肠镜的检查效果。适用于无法耐受结肠镜检查的年老体弱者,但CT仿真肠镜检查无法取得病理结果。

磁共振成像检查也是一种扫描技术。它的优点是对人体无不良影响,假影少,不仅能做横断扫描,还可做矢状、冠状和各种斜面的成像扫描;软组织密度分辨率高,有些CT不能发现的小病灶磁共振成像能够发现。在大肠癌的诊断中,磁共振成像与CT的作用相似,主要作为CT的补充手段,对肿瘤进行定位、定性、判断肿瘤有无向肠腔外侵犯、有无淋巴结及肝等腹腔内外器官的转移,为制订治疗方案提供依据。

PET/CT检查对肠道疾病的诊断有哪些意义

PET(Positron Emission Computed Tomography)全称为正电子发射计算机断层扫描,这种显像技术是将极其微量的正电子核素示踪剂注射到人体内,然后采用特殊的体外测量仪器(PET)探测这些正电子核素在人体全身各脏器的分布情况。可获得多层面断层影像、三维定量结果以及三维全身扫描,而且还可以观察到代谢物或药物在人体内的变化。它是目前最先进的医学影像技术,具有无创伤性的特点。

PET/CT 是将 PET 和 CT(计算机体层显像)有机地结合在一起,将 PET 图像和 CT 图像融合,可以同时反映病灶的病理生理变化和形态结构,明显提高诊断的准确性。PET/CT 能发现超早期处于代谢异常状态的恶性肿瘤,使人类早期诊断恶性肿瘤的梦想得以实现,被称为探测肿瘤的"雷达"。

普通 CT 主要从解剖结构的角度来诊断,但由于肠道的蠕动,组织密度的变化给诊断的准确性带来一定的影响,同时对小的转移病灶和淋巴结易漏诊。PET/CT 图像融合后可准确从解剖学角度评估正电子核素在腹部的正常和异常浓聚,且能准确定位,大大提高了诊断的准确性,且一次全身扫描能明确肝、肺、腹部淋巴结等器官有无转移,有助于结肠癌、肠道淋巴瘤等肠道恶性肿瘤的早期诊断、判断分期及术后复发和转移的诊断。

哪些病人需要做 PET/CT 检查

遇到以下几种情况可行 PET/CT 检查:

① 抽血检验发现 CEA、CA199、CA125 等胃肠道肿瘤标志物异常升高。

② 存在肠道癌前病变如结肠腺瘤性息肉。

③ 肠道肿瘤病人需要进一步了解肿瘤分期、有无转移等相关情况。

④ 肠道肿瘤病人手术或放化疗后评价疗效。

⑤ 经常接触致癌物质的人群。

⑥ 40 岁以上健康体检筛查肿瘤。

⑦ 有胃肠道肿瘤家族史。

做 PET/CT 检查时需要注意些什么

① 一般来说 PET/CT 无明显禁忌证，但怀孕妇女、情绪不稳定或急性持续痉挛者不宜做此项检查。

② 由于检查需平躺约 20 分钟，病情严重或疼痛不能保持静卧者不能检查。

③ 糖尿病病人需控制血糖，注射检查药物前需要做血糖浓度测定。有些糖尿病病人可能还需使用胰岛素。

④ 体内存在炎症会影响局部病灶观察，故最好待炎症消退后(4~5 周后)检查。

⑤ 检查前需要禁食 4~6 小时(可饮白开水)。

⑥ 给药后多饮水，多排尿。检查前要先排尿(注意不要使尿液沾染内衣或皮肤，以免误诊)。

⑦ 最基本的要求：检查时保持检查体位，确保身体不能有明显的移动。

哪些方法对慢性腹泻有鉴别诊断意义

除简单反复多次查大便常规，根据大便镜检白细胞有无及数量多少，初步区分感染性腹泻或非感染性腹泻外，对慢性腹泻有鉴别诊断意义的检查还有：a. 肛门指诊：方法简单可行，易发现直肠肿瘤，对诊断直肠癌有一定意义。b. 乙状结肠镜检查：检查 1 次只需 5 分钟，痛苦相对较小，可直接看到肠黏膜病变，并可在检查过程中取肠黏膜活检及做肠拭子细菌培养，阳性率较高。c. 纤维或电子肠镜检查：可从肛门看到回盲部，视野清晰、检查全面、直接，可以发现比较轻微、范围小的病变，可摄片、拍电视录像，是最有意义的鉴别诊断方法。目前应用比较普及，是推荐的检查方法。d. 钡灌肠：部分病人肠道狭窄或痉挛，肠镜不易通过，或有某些做肠镜检查者，可选行钡灌肠检查，与纤维或电子肠镜配合，可仔细观察全结肠病变，且钡灌肠更为安全、痛苦小。

判定脂肪泻应做哪些试验

① 粪脂定量测定和脂肪吸收试验：一般采用 Van de Kamer 测定法。

试验方法：连续进食标准试餐(含脂量 60～100 克/天)3 天，同时测定其粪脂量 3 天，取其平均值。如粪脂定量大于 6 克/天，或脂肪吸收率小于 95%，即可认为有脂肪吸收不良。

粪脂定量试验方法简便，绝大多数的脂肪泻病人可据此作出诊断。但不够灵敏，在轻症或脂肪摄入量小于 60 克/天者，粪脂量不一定增高。此外，脂肪吸收试验虽能精确地反映脂肪吸收状况，但无定位诊断价值。

② ^{131}碘－三酰甘油及^{131}碘－油酸吸收试验：试验前口服复方碘溶液(卢戈氏溶液)以封闭甲状腺的吸^{131}碘功能。服^{131}碘－三酰甘油(或^{131}碘－油酸)及花生油和水各 0.5 毫升/千克后，留 72 小时内的粪便，并计算由粪便排出的放射量占摄入放射量的百分比。粪便^{131}碘－三酰甘油排出率大于 5%，或^{131}碘－油酸大于 3%，均提示脂质吸收不良。该试验方法简便，但准确性不及粪脂化学测定法。

做纤维或电子结肠镜检查有哪些适应证与禁忌证

适应证有：a. 便血原因待查；b. 排便异常，如慢性腹泻或长期进行性便秘；c. X 线钡剂灌肠检查结果阴性，但有明显的肠道症状，尤其疑有恶变者，或 X 线钡剂检查异常，但不能定性者；d. 乙状结肠镜检查未发现病变或病变性质未明者；e. 腹部包块，尤其下腹部包块需明确诊断者；f. 不明原因的消瘦、贫血；g. 结肠切除术后，需要检查吻合口情况者；h. 需行结肠腔内手术、激光治疗者，如结肠息肉切除术。

禁忌证有：a. 肛门、直肠有严重的化脓性炎症，或疼痛性病灶，如肛周脓肿、肛裂；b. 各种急性肠炎、严重的缺血性疾病及放射性结肠炎，如细菌性痢疾活动期、溃疡性结肠炎急性期，尤其暴发型者；c. 妇女妊娠期，曾做过盆腔手术及患盆腔炎者，应严格掌握适应证，妇女月经期一般不宜做检查；d. 腹膜炎、肠穿孔、腹腔内广泛粘连以及各种原因导致的肠腔狭窄者；e. 肝硬化腹水、肠系膜炎症、腹部大动脉瘤、肠管高度异常屈曲及癌肿晚期伴有腹腔内广泛转移者；f. 体弱、高龄病例以及有严重的心脑血管疾病，对检查不能耐受者，检查时必须慎重。小儿及精神病病人不宜施行检查，必要时可在全麻下施行。

做纤维或电子结肠镜检查前应做好哪些准备

纤维或电子结肠镜检查术前应做以下准备工作：

① 通常先做钡剂灌肠检查，以了解肠腔形状，有无畸形、狭窄及其他病变。

② 向病人做好解释工作，解除思想顾虑和紧张情绪，以便取得病人配合，保证检查成功。

③ 为保证肠镜顺利进入和观察满意，必须使肠道内容物彻底排尽。良好的肠道准备是检查成功的重要保证。

做小肠镜检查有哪些适应证与禁忌证

小肠镜是专门用于小肠病变检查的内窥镜。人体内小肠弯曲而长，历来是消化道内镜检查的盲区。随着小肠镜出现，特别是双气囊小肠镜的问世，这种状况得到了明显的改善。根据需要，小肠镜可选择经口腔或经肛门或两者合并插镜检查。

适应证：a. 原因不明的腹痛、腹泻、消瘦等怀疑有小肠病变；b. 原因不明的消化道出血经各种其他检查未能明确诊断而高度怀疑小肠病变者；c. 怀疑有小肠良、恶性肿瘤；d. X 线检查发现病灶需进行活检确诊者。

禁忌证：a. 有内镜检查的禁忌证者；b. 急性胰腺炎或急性胆管感染者；c. 腹腔广泛粘连者。

什么是胶囊内镜

胶囊内镜全称“智能胶囊消化道内镜系统”，又称“医用无线内镜”。原理是受检者通过口服内置摄像与信号传输装置的智能胶囊，借助消化道蠕动使之在消化道内运动并拍摄图像，医生利用体外的图像记录仪和影像工作站，了解受检者的整个消化道情况，从而对其病情做出诊断。胶囊内镜具有检查方便、无创伤、无导线、无痛苦、无交叉感染、不影响病人的正常工作等优点，扩展了消化道检查的视野，克服了传统的插入式内镜所具有的耐受性差、不适用于年老体弱和病情危重等缺陷，可作为消化道疾病尤其是小肠疾病诊断的首选方法。

做胶囊内镜检查有哪些适应证与禁忌证

胶囊内镜检查适应证：a. 不明原因的消化道出血，经上下消化道内镜检查无阳性发现者；b. 其他检查提示的小肠影像学异常；c. 各种炎症性肠病，但不含肠梗阻者及肠狭窄者；d. 不明原因的腹痛、腹泻；e. 小肠肿瘤（良性、恶性及类癌等）；f. 不明原因的缺铁性贫血。

胶囊内镜检查禁忌证：a. 经检查证实有消化道畸形、胃肠道梗阻、消化道穿孔、狭窄或瘘管者；b. 体内植入心脏起搏器或其他电子仪器者；c. 有严重吞咽困难者；d. 各种急性肠炎、严重的缺血性疾病及放射性结肠炎，如细菌性疾病活动期、溃疡性结肠炎急性期，尤其暴发型者；e. 对高分子材料过敏者；f. 18 岁以下、70 岁以上病人以及精神病病人。

患了急性胃肠炎需要检查哪些项目

① 血液检查：轻度急性胃肠炎白细胞总数多正常，严重病人可有白细胞总数轻到中度升高。在有严重恶心、呕吐和腹泻的病人中，电解质可出现紊乱，主要表现为血钾降低。

② 粪便检查:大便常规检查,多为稀水样便,无脓血,可有少量红细胞和白细胞,大便培养可发现致病菌。

患了急性阑尾炎需要检查哪些项目

① 血液检查:大多数急性阑尾炎病人血常规表现为白细胞计数和中性粒细胞比例升高,严重时可升高至 10×10^9/升~20×10^9/升。少数轻型阑尾炎或老年病人可无白细胞升高。

② 影像学检查:a. 腹部平片:可见盲肠扩张和气液平面,偶尔可见钙化的粪石和异物影。b. 腹部 B 超:可发现肿大的阑尾。c. 腹部 CT:可获得和腹部 B 超相似的结果,对于阑尾周围脓肿意义较大。

③ 腹腔镜:有条件的医院,可直接行腹腔镜下诊断并行腹腔镜下阑尾切除。

患了细菌性痢疾需要检查哪些项目

1. 实验室检查

① 血常规:急性细菌性痢疾白细胞总数及中性粒细胞有中等度升高,多在 10×10^9/升~20×10^9/升。慢性病人可有轻度贫血。

② 粪便检查:大便常规检查,典型痢疾粪便中无粪质,量少,呈鲜红黏冻状,无异臭,取粪便的脓血部分镜检,可见大量脓细胞及红细胞,并有巨噬细胞。轻型病人仅有少量红细胞、白细胞。大便细菌培养,在药物治疗之前,取新鲜

粪便中微带血的黏液部分作细菌培养，可检出致病菌。

③ 免疫学检查：目前国内外开展免疫检查，如葡萄球菌协同凝集试验等，有助于细菌性痢疾的早期诊断。

④ 细菌核酸的检测：用基因探针或 PCR 法检测，尤其适合用于细菌培养阴性的病人。

2．影像学检查

X 线钡剂检查：慢性期病人可见肠道痉挛、动力改变、袋形消失、肠腔狭窄、肠黏膜增厚，或呈节段状（如香肠状）。

3．其他

对慢性细菌性痢疾病人，必要时可做纤维或电子结肠镜检查，可见结肠黏膜充血、水肿，黏膜粗糙呈细颗粒状，或见溃疡、息肉及瘢痕。可刮取黏液带血的肠内容物作细菌培养，必要时取活组织检查。急性期可见肠黏膜弥散性充血、水肿、大量渗出并有浅表溃疡，有时有假膜形成。但急性期做结肠镜检查有一定的危险性，一般不做。

患了沙门菌感染需要检查哪些项目

① 血象：白细胞总数大多正常，中性粒细胞减少，嗜酸性粒细胞减少或消失。有局灶性比脓性病变时明显升高，可达 20×10^9/升~30×10^9/升。

② 粪便检查：部分粪便有黏液和血，在镜下有的可见中性粒细胞增多，在婴幼儿中较多见。

③ 细菌学检查：胃肠炎时易从呕吐物和粪便中分离出病原菌；胃肠道外感染时，每可从血、骨髓、脓液和其他体液如胸腔积液、脑积液、关节积液等中检出病原菌。因细菌间歇入血，如反复培养可提高阳性率。

④ 血清凝集试验：用病人的血清与已知菌种制成的菌体抗原作凝集试验，如凝集效价大于 1∶160，或发病 2 周后，凝集效价与发病时相比呈 4 倍以上增高者，均可考虑诊断为该病。

⑤ 免疫学检查：ELISA 法可检测、检查沙门菌抗原，也可用该法检查 IgM 或 IgG 型抗体。

患了霍乱需要检查哪些项目

① 血液检查：脱水导致血液浓缩，红细胞及血红蛋白增高，白细胞数及中性粒细胞比例增高。初期血清电解质多在正常范围，后期可出现血钾、血钠降低等电解质紊乱。

② 尿液检查：可见尿蛋白、红细胞和白细胞，尿比重增高。

③ 粪便检查：a. 粪常规：部分病人可见黏液，镜检可见少许白细胞。b. 直接悬滴及制动实验：急性期粪便滴于玻片上，暗视野镜检可见穿梭状有动力细菌，可做初步诊断。c. 涂片染色：革兰染色后，镜下可见革兰阴性弧菌。d. 培养：粪便培养可直接发现霍乱弧菌。e. 免疫荧光菌球法与 PCR 法可检出病原菌。

④ 血清学试验：发病后 5 日细菌抗体可呈阳性，持续约 10 个月。

患了伪膜性肠炎需要检查哪些项目

1. 实验室检查

① 血常规：该病血液检查可见白细胞增多，多在 10 ×

10^9/升~20 ×10^9/升以上，甚至高达40 ×10^9/升或更高，以中性粒细胞增多为主。

② 粪便常规检查：粪常规检查无特异性改变，仅有白细胞，肉眼血便少见。粪便细菌在特殊条件下培养，多数病例可发现有难辨梭状芽孢杆菌生长，粪内细胞毒素检测有确诊价值。将病人粪的滤液稀释不同的倍数，置组织培养液中，观察细胞毒作用，1:100以上有诊断意义。污泥梭状芽孢杆菌抗毒素中和试验常阳性。

③ 生化：可有低白蛋白血症、电解质失常或酸碱平衡失调。

2. 影像学检查

X线腹部平片显示肠麻痹或肠扩张，钡灌肠造影示肠壁增厚、水肿、结肠袋消失，但都缺乏特异性，故诊断价值不大。空气钡剂对比灌肠检查可提高诊断价值，但有肠穿孔的危险，应慎用。

3. 肠镜检查

用乙状结肠镜或纤维结肠镜检查，肉眼和活体镜下，可发现该病的特殊病理变化。

患了急性出血性坏死性肠炎需要检查哪些项目

1. 实验室检查

① 血常规：外周血白细胞增多，一般为12 ×10^9/升~20 ×10^9/升，以中性粒细胞为主，并有核左移现象。

② 大便常规：大便常规与隐血试验时，粪便呈血性，隐血试验阳性，镜检可见大量红细胞、白细胞。

③ 大便培养：部分病人可培养出大肠杆菌、副大肠杆

菌、葡萄球菌等致病菌。

④ 生化检查:可有不同程度电解质紊乱,红细胞沉降率多增快。

⑤ 血培养:阳性率低,多为革兰阴性杆菌。

⑥ 腹水培养:可培养出大肠杆菌。

2. 腹部X线平片

可见空肠充气和液平面,肠穿孔者有气腹(在急性期不宜作胃肠钡餐灌肠检查,以免发生肠穿孔)。急性期过后钡灌肠可示肠黏膜粗糙,肠壁增厚,肠间隙增宽,肠壁张力和蠕动减弱,肠管扩张和僵直。部分病例尚可出现肠痉挛、狭窄和肠壁囊样积气。根据以上X线表现,即可确诊。

3. 腹腔镜

可见肠管浆膜充血、渗出、出血及肠壁粘连、坏死。

患了小肠结肠耶尔森菌肠炎需要检查哪些项目

① 血常规:外周血白细胞增多,以中性粒细胞为主。

② 大便常规:大便常规可发现红细胞、白细胞。

③ 大便培养:粪便培养出小肠结肠耶尔森菌,可明确诊断。

④ 生化检查:严重腹泻者可有不同程度电解质紊乱,关节炎病人红细胞沉降率多增快。

⑤ 血清学检查:取早期及恢复期双份血清做间接凝血试验,抗体效价呈4倍或以上增长,即可确诊。

患了空肠弯曲菌肠炎需要检查哪些项目

1. 实验室检查

① 大便常规：外观为黏液便或稀水便。镜检有较多白细胞，或有较多红细胞。

② 大便直接涂片检查病菌：a. 革兰染色法：取新鲜粪便直接涂片，经革兰氏染色后镜检，其敏感性40%，特异性99%。b. 1%碱性复红染色法：取新鲜粪便，涂一层于载玻片上，缓缓加热固定，然后浸于1%碱性溶液中1~2分钟，以蒸馏水漂洗，吸水纸吸干，于显微镜下观察。发现纤细的，如海鸥展翅形、s形、螺旋形或逗点形细菌者，为阳性。经5~10分钟镜检，未见此类细菌者为阴性。该法敏感性为90%，特异性为98%。

③ 血常规：白细胞可轻度升高，中性粒细胞比例升高。

④ 细菌学检查：可取病人大便、肠试子或发热病人的血液、穿刺液等为检材，用选择培养基在厌氧环境下培养，分离病菌。若具有典型的菌落形态及特殊的生化特性，即可确诊。

⑤ 血清学检查：取早期及恢复期双份血清做间接凝血试验，抗体效价呈4倍或以上增长，即可确诊。

2. 钡剂灌肠

主要为全结肠炎表现，但急性期一般不宜行钡剂灌肠检查。

3. 纤维结肠镜检查

可表现为弥散性全结肠炎，急性期不宜进行该检查。肠镜检查为非常规检查，主要用于与排除其他引起腹泻的疾病。

该病的确诊,有赖于粪便或血液的细菌培养。

患了麦胶性肠病需要检查哪些项目?

1. 实验室检查

① 血液检查:贫血常见,多为大细胞性或小细胞性贫血,血浆白蛋白、胆固醇、磷脂降低,凝血酶原时间延长。血清叶酸和维生素 B_{12} 测定多低于正常范围。

② 粪脂定量测定和脂肪吸收试验:一般采用 Van de kamer 测定法。试验方法:连续进食标准试餐(含脂量 60~100 克/天)3 天,同时测定其粪脂量 3 天,取每日平均值。如粪脂定量 >6 克/天,或脂肪吸收率 <95%,均可认为有脂肪吸收不良。

粪脂定量试验方法简便,绝大多数的脂肪泻病人可据此作出诊断。但不够灵敏,在轻症或脂肪摄入量 <60 克/天者,粪脂量不一定增高。脂肪吸收试验能精确地反映脂肪吸收状况。

③ 血清胡萝卜素浓度测定:是一有价值的筛选试验。在小肠疾患引起的吸收不良时常低于正常,胰原性消化不良时正常或轻度降低。在营养不良、摄食不足、高热或某些肝病时也可减少。

④ 其他小肠吸收功能试验:水溶性物质如木糖、葡萄糖、乳糖、叶酸可用于测定上段小肠吸收功能。在原发性吸收不良综合征病人可有典型的减损,在胰原性或其继发性脂肪泻时可正常。

2. 全消化道钡餐造影

主要表现为空肠中段及远端肠腔扩大、积液和钡剂沉积。消化道造影还可排除其他器质性疾病。

3. 内镜检查

胶囊内镜能看到50%~70%的小肠黏膜，双气囊小肠镜可在直视下活检。黏膜基本特征为绒毛变形不规则，粗大或扁平，呈舌形、脊状或卷曲状。小肠黏膜组织病理表现为小肠黏膜绒毛萎缩、变平、变形甚至消失。

患了热带口炎性腹泻需要检查哪些项目

1. 实验室检查

① 血液检查：贫血常见，多为大细胞性或小细胞性贫血，血浆白蛋白、胆固醇、磷脂降低。血清叶酸和维生素 B_{12} 测定也多低于正常范围。

② 粪脂定量测定和脂肪吸收试验：也提示脂肪吸收不良。

③ 其他小肠吸收功能试验：口服蛋白耐量试验显示吸收延缓。50%的病人有葡萄糖耐量不正常，约90%的病例木糖吸收试验尿排出量减少。维生素A及维生素 B_{12} 吸收试验也不正常。

2. 组织学检查

该病小肠活组织病理表现为黏膜粗糙、无光泽，小肠扩张，肠壁肥厚僵硬，上部小肠明显炎症浸润，肠系膜及腹腔动脉周围淋巴结肿大，切面呈筛状，小肠黏膜灰暗，散在黄色斑块。镜下见绒毛呈杵状，近段小肠黏膜内巨噬细胞增多。经PAS染色阳性，其中有镰状颗粒；电镜下见其为杆状细菌组成，除巨噬细胞外，此种杆状细菌尚可广泛存在于小肠上皮细胞、淋巴细胞、毛细血管上皮细胞、平滑肌细胞、多形核粒细胞、浆细胞以及肥大细胞内。除小肠黏膜外，在心、肺、脾、胰、食管、胃、后腹膜以及全身淋巴结均可侵犯，是一种全身性疾病。

患了肠结核需要检查哪些项目

1. 实验室检查

① 血液检查：可有中度贫血，白细胞计数正常，淋巴细胞增高，红细胞沉降率多明显增高。

② 粪便检查：粪便多为糊样，一般不含黏液或脓血，常规镜检可见少量脓细胞和红细胞。粪便浓缩找结核杆菌，阳性者有助于肠结核的诊断，但仅在痰液检查阴性者才有意义。

③ 结核菌素皮肤试验（PPD）：该试验强阳性可作为诊断依据。

④ T细胞斑点检测实验（T－SPOT）：以结核杆菌特异的T淋巴细胞作为结核感染的精确检测指标，具有很高的敏感性和特异性，能很好地排除潜伏结核细菌感染。

2. X线检查

钡剂在病变肠段呈激惹征象，排空很快，充盈不佳，而在病变上下肠段的钡剂充盈良好，回肠末段有钡剂潴留积滞。病变肠道如能充盈，可见黏膜皱襞粗乱、肠壁边缘不规则，有时呈锯齿状。也可见肠腔变窄、肠段收缩变形、回肠盲肠正常角度消失。

3. 纤维或电子结肠镜检查

一般不做常规检查。病变多集中于回盲部，内镜下表现为病变黏膜充血、水肿，溃疡为环形，边缘不规则，呈鼠咬状。活检如能找到干酪样坏死性肉芽肿或抗酸杆菌，有确诊意义。

4．腹腔镜检查

病变肠段浆膜面有灰白色小结节，活检有典型结核结节改变。

在该病的早期，因症状多不明显，诊断常有困难，有时 X 线检查也呈阴性。因此，在疑为肠结核的病人，应定期随诊或作诊断性抗结核治疗。

溃疡型肠结核应与溃疡性结肠炎合并逆行性回肠炎鉴别，后者临床表现以脓血便为主，这在肠结核中极为少见。溃疡性结肠炎如累及回肠时，其病变可累及整个结肠，并以乙状结肠、直肠最为严重，作直肠或乙状结肠镜检查与活组织检查，不难作出诊断。

此外，该病还应与慢性细菌性痢疾、肠道恶性淋巴瘤、肠套叠等病鉴别。

患了放射性肠炎需要检查哪些项目

① 肠道 X 线钡剂检查：有助于病损范围与性质的确定，但其征象常无特异性。X 线钡餐检查可发现：a. 肠钡剂充盈呈节段性；b. 回肠黏膜低平；c. 肠蠕动减少；d. 回肠肠腔变窄。

② 纤维或电子结肠镜检查：可见黏膜糜烂、溃疡等病变，触之易出血。直肠溃疡见于直肠前壁，为斑片状或钻孔状，约在肛管齿状缘上方 4～6 厘米，在女性常在贴近宫颈口处，溃疡四周可见特异性的毛细血管扩张，溃疡上方可见直肠狭窄，有时结肠病变酷似溃疡性结肠炎。

该病后期表现需与肠癌、原发癌肿的复发或转移相鉴别，鉴别时需做X线钡剂检查、内镜检查和活组织检查，必要时可作肠系膜动脉造影。有时还需与克罗恩病（Crohn病）、肠道脂代谢障碍综合征（Whipple病）、溃疡性结肠炎、肠结核和肠系膜血管栓塞等引起的结肠、直肠病变相鉴别。

患了克罗恩病需要检查哪些项目

1. 实验室检查

① 血液检查：贫血常见，主要由失血所致。急性期红细胞沉降率增快，白细胞增多，凝血酶原时间延长，C-反应蛋白水平明显升高，缓解期可降低。严重者血清白蛋白、钾、钠、钙降低。

② 粪便检查：隐血实验阳性，有时可见红细胞、白细胞。

③ 免疫学检查：血中抗中性粒细胞核周胞浆抗体（pANCA）和抗酿酒酵母菌抗体（ACSA）可呈阳性。

2. 影像学检查

① 胃肠道钡餐造影：能了解克罗恩病末端回肠或其他小肠的病变范围，可见到节段性分布的特征，病变偏肠系膜缘，小肠黏膜的皱襞增厚、低平或消失和卵石征。X线检查可与肠结核鉴别，肠结核的刺激症较多见。

② 钡剂灌肠：有助于结肠病变诊断，且常显示末端回肠黏膜增粗，结肠管腔狭窄并缩短；溃疡间有炎性息肉样充盈缺损，也有出现瘘管和肠梗阻征象者。气钡双重造影可提高小肠或结肠克罗恩病的诊断率。

③ X线腹部平片：可见肠袢扩张和肠外块影。

3. 内镜检查

① 纤维或电子结肠镜：内镜下表现为节段性、非对称性分布的黏膜炎症，纵形或裂隙样溃疡，鹅卵石样增生，肠腔狭窄僵硬等改变，周围黏膜正常。

② 双气囊小肠镜：对于诊断小肠部位的克罗恩病有重要意义，可以取活检。

③ 胶囊内镜：对于发现早期小肠克罗恩病有积极意义，但易漏诊病变且不能活检，适合于年老、体弱或小肠镜检查不配合的病人。

④ 超声内镜：有助于确定病变深度，发现腹腔肿块和脓肿。

4. 黏膜活检

典型病理改变：包括裂隙样溃疡和阿弗他溃疡，非干酪性肉芽肿、固有膜炎性细胞浸润，黏膜下层增厚，淋巴细胞聚集，淋巴管扩张。手术切除的肠段可见穿透性炎症、肠壁水肿、纤维化以及系膜脂肪包绕，局部淋巴结有肉芽肿形成。

内镜检查：有助于发现微小和各期病变，如黏膜充血、水肿、溃疡、肠腔狭窄、肠袋改变、假息肉形成以及卵石状的黏膜相。有时肠黏膜外观正常，但黏膜活检对确诊十二指肠及高位空肠的克罗恩病有重要意义。内镜检查可做活检，更有利于病理确诊。内镜对瘘管的了解、肠管狭窄的性状和长度变化的观察，较X线检查逊色。

在诊断时，急性回肠克罗恩病易与急性阑尾炎、急性出血性小肠炎等急腹症混淆。该病与溃疡性结肠炎有时不易鉴别。近年来统计，有炎症性肠病病例的病理切片中也有5%~10%病例尚难确定诊断。克罗恩病也不能根据有无肉芽肿而定，因为少数克罗恩病可无肉芽肿，而且其他肠道慢性炎症（溃疡）也可有肉芽肿形成。诊断该病时应排除其他肠道感染病变、血管病变和肿瘤等，如细菌性痢疾、阿米巴痢疾、肠结核、血吸虫病及由其他病因引起的肠炎、结肠癌、小肠淋巴瘤、肉瘤、类癌、慢性肠道真菌感染与肠型白塞病。此外，还应排除其他可以引起腹痛、腹泻、便血和肠梗阻等有关疾病。

患了溃疡性结肠炎需要检查哪些项目

1. 实验室检查

① 血液检查：贫血常见，主要由失血所致。急性期红细胞沉降率增快、白细胞增多，凝血酶原时间延长，C－反应蛋白水平明显升高，缓解期可降低。严重者血清白蛋白、钾、钠和钙降低。

② 粪便检查：隐血试验阳性，有时可见红细胞、白细胞。

③ 免疫学检查：血中抗中性粒细胞核周胞浆抗体（pANCA）和抗酿酒酵母菌抗体（ACSA）可呈阳性。

2. 钡剂灌肠

有助于溃疡性结肠炎诊断，且常显示黏膜粗乱和颗粒样改变、多发性浅溃疡、肠管缩短、结肠带消失、肠壁僵硬，可呈铅管样。重症或爆发型病人不宜行钡剂灌肠检查，以免加重病情或诱发中毒性巨结肠。气钡双重造影可提高溃疡性结肠炎的诊断率。

3. 纤维或电子结肠镜

病变呈连续性、弥散性分布，从直肠开始向上扩展。内镜下表现有黏膜血管模糊、充血、水肿及附着脓性分泌物，呈细颗粒状，病变严重处可见弥散性糜烂和多发性浅溃疡，慢性病变可见假性息肉、结肠袋变钝或消失。

4. 黏膜活检

溃疡性结肠炎活动期时组织黏膜中大量中性粒细胞、嗜酸粒细胞和慢性炎症细胞浸润，可有隐窝炎和脓肿形成，黏膜中杯状细胞减少，黏膜表层浅溃疡形成和肉芽组织增生。缓解期中性粒细胞消失。

患了阿米巴痢疾需要检查哪些项目

1. 实验室检查

① 血液检查：除爆发型与普通型伴感染时，周围血象白细胞总数和中性粒细胞比例增高，其余病人多正常。

② 粪便检查：取急性期病人新鲜粪便（以自然排出、无尿液掺混的新鲜粪便为佳）的血液或黏液部分，立即送检（寒冷季节需注意保暖），镜下可见活动的、吞噬红细胞的阿米巴滋养体及大量凝集成团的红细胞、少量白细胞和夏科－雷登结晶。慢性期病人或带包囊者，应取粪便表面或粪端标本，经碘染色后镜检包囊，或先经硫酸锌离心漂浮法浓集包囊后，再经碘染色镜检包囊，可提高包囊的检出率。

③ 血清学检查：用已知病原检测病人血清中的抗体，主要检测方法有免疫荧光抗体法、间接血凝试验及酶联免疫吸附试验等。阿米巴痢疾的阳性率为 60%~80%，阿米巴肝脓肿时阳性率可达 90%以上，且痊愈后可持续数月至数年。

2. 纤维或电子结肠镜检查

适用于粪检阴性而高度怀疑为慢性阿米巴痢疾的病人。2/3 有症状的病例中可见大小不等的散在性溃疡，边缘整齐，周围有时可见一圈红晕，溃疡间黏膜正常，溃疡边缘部分涂片及活检可见滋养体。

3. 诊断性治疗

对临床上高度怀疑、各种检查难于确诊者，可试用灭滴灵作诊断性治疗，如疗效明显，也可作出诊断。

患了蛔虫病需要检查哪些项目

1. 实验室检查

① 血象：蛔虫幼虫移行期白细胞与嗜酸粒细胞增多，胆道与肠道并发细菌感染时，血白细胞与中性粒细胞显著增多。

② 粪便检查：粪便直接涂片镜检可见虫卵。

2. 腹部B超

胆道蛔虫病人腹部B超有时可发现蛔虫位于扩张的胆总管腔内，可见蛔虫蠕动。

3. 内镜逆行性胆胰管造影(ERCP)

内镜检查可发现十二指肠内蛔虫，取出钻入壶腹部的虫体，可使胆绞痛立即缓解。逆行胆胰管造影可显示胆管内虫体，并对阻塞的胆管进行减压与分流。

患了钩虫病需要检查哪些项目

① 血液检查：常有不同程度贫血，红细胞中央苍白区增大，体积变小，属小细胞低色素性贫血。网织红细胞正常或轻度增高。白细胞大多正常。嗜酸性粒细胞略增多。

② 骨髓涂片：有造血旺盛现象，但红细胞发育受阻于幼红细胞阶段，中幼红细胞显著增多。骨髓内储存铁减少，

游离含铁血黄素细胞减少或消失。

③ 粪便检查：粪便隐血可呈阳性反应。粪便直接涂片可见钩虫卵。虫卵计数，主要用于流行病学调查和考虑疗效。每克粪虫卵数 <3 000 为轻度感染，3 001~10 000 为中度感染；>1 万为重度感染。

患了蛲虫病需要检查哪些项目

① 发现成虫：夜间入睡后 1~3 小时检查病人肛门周围，有时可发现乳白色细小幼虫，连续多次检查其阳性率较高。

② 检查虫卵：可以使用透明胶纸肛拭法或湿拭法检查，检出率较高，使用方便。

患了血吸虫病需要检查哪些项目

1. 实验室检查

① 血象：急性血吸虫以嗜酸性粒细胞显著增高为特点。白细胞一般 10×10^9/升~30×10^9/升。晚期脾亢，血小板与白细胞减少，并有不同程度贫血。

② 肝功能：急性血吸虫病病人血清白蛋白显著增高，丙氨酸氨基转移酶轻度增高。晚期由于肝硬化，血清白蛋白降低。

2. 病原学检测

从粪便内检查虫卵或孵化毛蚴以及直肠黏膜活体组织检查虫卵。

① 直接涂片法：重感染地区病人粪便或急性血吸虫病人的黏液血便中常可检查到血吸虫虫卵，方法简便，但虫卵检出率低。

② 毛蚴孵化法：可以提高阳性检出率。

③ 定量透明法：用作血吸虫虫卵计数。

④ 直肠黏膜活体组织检查：慢性及晚期血吸虫病人肠壁组织增厚，虫卵排出受阻，故粪便中不易查获虫卵，可应用直肠镜检查。

3．免疫诊断

① 皮内试验（Intradermaltest，IDT）：一般皮内试验与粪检虫卵阳性的符合率为90%左右，但可出现假阳性或假阴性反应，与其他吸虫病可产生较高的交叉反应；并且病人治愈后多年仍可为阳性反应。此法简便、快速，通常用于现场筛选可疑病例。

② 检测抗体：血吸病人血清中存在特异性抗体，包括IgM、IgG、IgE等。如受检者未经病原治疗，而特异性抗体呈阳性反应，对于确定诊断意义较大。如已经病原治疗，特异性抗体阳性，并不能确定受检者体内仍有成虫寄生，因治愈后特异性抗体在体内仍可维持较长时间。

③ 检测循环抗原：治疗后抗体在宿主体内存留较长时间，其阳性结果往往不能区分现症感染和既往感染，也不易于评价疗效。循环抗原是生活虫体排放至宿主体内的大分子微粒，主要是虫体排泄、分泌或表皮脱落物中具有抗原特性，又可为血清免疫学试验所检出。从理论上讲，循环抗原的检测有其自身的优越性，它不仅能反映活动性感染，而且可以评价疗效和估计虫种。

4．影像学检查

腹部B超可判断肝纤维化程度。腹部CT也可提示有肝硬化表现。

5. 纤维或电子结肠镜

病变多分布在直肠以上结肠黏膜，呈节段性分布，内镜下病变黏膜粗糙、苍白，有许多呈密集型分布的黄白色的结节，黏膜活检符合血吸虫肠病表现。

肠道的动力障碍性疾病

患了肠道易激综合征需要检查哪些项目

① 血常规正常,大便常规正常,隐血阴性,大便培养阴性,红细胞沉降率正常,肿瘤指标均正常。

② 腹部 CT 多正常。

③ 全消化道造影:正常或见肠管痉挛,运动增快。

④ 纤维或电子结肠镜检查:正常或仅有黏膜轻度充血。

患了肠道菌群失调症需要检查哪些项目

① 血液检查：吐泻严重的病人血液检查可发现酸碱平衡及电解质紊乱，大便涂片检查发现剩余细菌大量繁殖，有时可发现真菌，大便培养可进一步明确诊断。

② 纤维或电子结肠镜：肠黏膜呈弥散性充血、水肿、血管分支模糊不清或消失。有散在的糜烂溃疡及出血，有时可见黄色假膜附着。

患了吸收不良综合征需要检查哪些项目

① 血液检查：应检查血常规、血清白蛋白、凝血酶原时间及活动度、血清铁、叶酸和维生素 B_{12}、血钙和磷及其他电解质，以确定病人的营养状态。

② 吸收功能：粪脂定量测定和脂肪吸收试验，前者为定性试验，后者能精确地反映脂肪吸收状况。D－木糖试验用于检查小肠的糖吸收功能。氢呼吸试验也是用于检测糖类的吸收，吸收不良时呼气中氢气增加。

③ 病因学检查：引起吸收不良综合征的疾病较多，应根据具体情况选择检查。常用方法有全消化道造影、腹部

B 超和 CT、胃肠镜或 ERCP、肠道运动功能。有条件的地方可行小肠镜或胶囊内镜检查，必要时进行小肠黏膜活检。

患了短肠综合征需要检查哪些项目

① 血液检查：可见贫血、低蛋白血症、低胆固醇血症、低钙、低磷、凝血酶原时间延长等。

② X 线检查：全消化道造影可观察剩余小肠的长度，还可以观察到小肠环形皱襞增宽、加深、数目增多、肠腔轻度扩张等代偿性改变。

③ 吸收功能检查：见吸收不良综合征。

患了盲袢综合征需要检查哪些项目

① 实验室检查：盲袢综合征的诊断，测定 14 小时尿中蓝母排泄量是临床常用的筛选方法，呼吸试验是较有特异性的筛选方法。其他一些诊断方法也有参考价值，如吸取小肠液作细菌培养。如其细菌数量超过 10^5 个/毫升，可诊断为小肠细菌过度生长。

② X 线检查：腹部平片，可见扩张的肠管（梗阻病变近端肠管）。全消化道造影显示钡剂从吻合口逆行进入旷置的肠管，并且有一部分通过狭窄部位逆行进入旷置的近端肠管，然后再由顺蠕动将钡剂推入吻合口远端，或逆蠕动到吻合部位。

③ 腹部超声和 CT 检查：可探及病变部位及其近端扩张的肠管。

④ 诊断性治疗也是一种诊断方法，即应用 5～7 天的抗生素，如症状得到缓解，可作诊断依据参考。

患了倾倒综合征需要检查哪些项目

倾倒综合征的诊断缺乏客观标准，其诊断的建立基于详细的病史资料。

① 口服葡萄糖刺激诱发倾倒综合征试验：口服 50 克葡萄糖后 1 小时内心率升高 10 次/分或以上为诊断早发性倾倒综合征的敏感（100%）、特异（92%）的指标。

② 氢气呼气试验：反映口服葡萄糖后快速迁移进入远端回肠或结肠，其敏感性为 100%，特异性低一些。

患了胃空肠输入袢综合征需要检查哪些项目

① X 线检查：腹部平片可见右上腹部扩张肠袢，并有巨型液平面。钡餐检查可证明十二指肠和输入袢空肠呈巨型扩张。

② 胃镜检查：可发现胃空肠吻合术后输入袢部位梗阻，无法通过。

患了结肠梗阻需要检查哪些项目

① X 线检查：腹部平片显示结肠积气、积液、有液平面等。

② 腹部 CT:可见结肠充气、积液、扩张等改变。

③ 纤维或电子结肠镜:直接发现结肠梗阻而内镜无法通过。怀疑结肠梗阻病人进行结肠镜检查时,不能用口服泻药法进行肠道准备,而应使用清洁灌肠进行肠道准备。

患了肠扭转需要检查哪些项目

X 线检查:小肠扭转病人腹部 X 线检查符合绞窄性肠梗阻的表现,另外,还可见空肠和回肠换位,或排列成多种形态的小跨度蜷曲肠袢等特有的征象。结肠扭转如作低压灌肠,往往不足 500 毫升便不能再灌入。钡剂灌肠 X 线检查见扭转部位钡剂受阻,钡影尖端呈"鸟嘴"形。

患了肠套叠需要检查哪些项目

① X 线检查:腹部 X 线检查有肠管充气和液平面等。对于诊断比较困难的早期病儿,如一般情况较好,且无肠坏死征象,可酌情进行低压钡剂灌肠,灌肠时,其压力以不超过 100 厘米水柱(约 3 市尺高度)为完全,如发现有"杯口状"X 线征象,则可进一步证明为肠套叠。

② 腹部 B 超或 CT:可显示肠套叠包块。

患了消化道憩室病需要检查哪些项目

1. X 线检查

① X 线平片检查：单纯消化道憩室病的 X 线平片检查通常是正常的，因此价值不大。当发生憩室炎表现为肠壁移位或狭窄，黏膜改变，在病变近侧或远侧肠段内尚可见到多发憩室，若出现肠梗阻，可出现多个气液平面和扩张肠管。

② 消化道造影：应用钡剂或水溶性造影剂进行消化道造影检查对于诊断无症状性的消化道憩室病价值较大，比内镜更为可靠。钡剂充盈的憩室表现为突出结肠壁的球状突起，钡剂排出后仍可看到憩室显像。

2. CT 扫描

CT 扫描时可发现憩室炎症，憩室周围黏膜充血、水肿。

3. 内镜检查

通过胃肠镜、小肠镜、胶囊内镜可发现消化道不同部位的憩室。但不宜在急性憩室的活动期进行内镜检查，以免憩室部位穿孔，宜在炎症消退之后。

肠 道 肿 瘤

患了大肠癌需要检查哪些项目

该病强调早期诊断。对中年或中年以上的病人(尤其是家族中有癌症或有肠息肉者),凡近期出现原因不明的血便或排便习惯改变,或原因不明的缺铁性贫血时,应该首先考虑到该病的可能,必须不失时机地进行各项检查。

① 粪便检查:粪便隐血试验对该病的诊断虽无特异性,但方法简便易行,可作为普查筛选手段,或可提供早期诊断的线索。

② 直肠指诊:我国下段直肠癌远比国外多见,占直肠癌的77.5%,绝大部分直肠癌可在直肠指诊时触及。

③ 乙状结肠镜检查:国内77.7%的大肠癌发生在直肠和乙状结肠,常用的乙状结肠镜管长30厘米,可直接发现肛管、直肠和乙状结肠中段以下的肿瘤。

④ 钡灌肠X线检查:病变在乙状结肠上段或更高位置者,须进行X线钡剂灌肠检查。普通钡灌肠X线检查对较小的大肠癌容易漏诊,最好采用气钡双重造影,可提高放射学诊断的准确率,并显示癌肿的部位与范围。

⑤ 纤维或电子结肠镜检查:可清晰地观察全部结肠,可在直视下钳取可疑病变进行病理学检查,有利于早期及微小结肠癌的发现与癌的确诊,进一步提高了该病的诊断

准确率，是大肠癌最重要的检查手段。

⑥ 血清癌胚抗原（CEA）测定：在大肠癌病人血清中，可以检测到癌胚抗原（CEA），这是一种糖蛋白，常出现于恶性肿瘤病人血清中，并非大肠癌的特异相关抗原，故血清CEA测定对该病的诊断不具有特异性。但用放射免疫法检测CEA，作定量动态观察，对判断大肠癌的手术效果与监测术后复发有一定意义。如大肠癌经手术将肿瘤完全切除后，血清CEA逐渐下降；若复发，又可再度升高。

⑦ 其他检查：直肠内超声扫描可清晰显示直肠肿块范围、大小、深度及周围组织情况，并可分辨直肠壁各层的微细结构。检查方法简单，可迅速提供图像，对选择手术方式、术后随访有一定帮助。CT检查对了解肿瘤肠管外浸润程度以及有无淋巴结或肝脏转移有重要意义，对直肠癌复发的诊断较为准确。PET－CT检查对了解肿瘤有无远处转移灶也有重要意义。

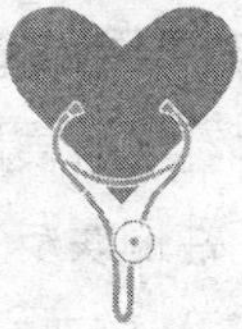

肠道疾病病人
应掌握
哪些基础医学知识

姓名 Name ________ 性别 Sex ____ 年龄 Age ________

住址 Address ________________________

电话 Tel ________________________

住院号 Hospitalization Number ________________

X 线号 X-ray Number ________________

CT 或 MRI 号 CT or MRI Number ________________

药物过敏史 History of Drug Allergy ________________

细菌性痢疾主要由哪些途径传播

痢疾是病从口入的肠道传染病，主要通过粪→口途径传播，传播途径主要有以下4种。

① 食物型传播：近年来食物型暴发较以往多见。痢疾杆菌在蔬菜、瓜果和腌菜中能生存1~2周，并可在葡萄、黄瓜、凉粉、西红柿等食品上繁殖，食用生冷食物及不洁瓜果可引起细菌性痢疾发生。带菌厨师和用痢疾杆菌污染食品做凉拌冷食等，常可引起细菌性痢疾暴发。

② 水型传播：痢疾杆菌污染水源可引起暴发流行。若病人与带菌者的粪便处理不当，水源保护不好，被粪便污染的天然水、井水、自来水未经消毒饮用，常是引起细菌性痢疾暴发的根源。

③ 日常生活接触型传播：主要通过污染的手而传播，这种生活接触是非流行季节中散发病例的主要传播途径。桌椅、玩具、门把、公共汽车扶手等均可被痢疾杆菌污染。若用手接触上述污染品后，即可带菌，如果马上去抓食品，或小孩有吸吮手指的习惯，就会把细菌送入口中而致病。

④ 苍蝇传播：苍蝇有粪、食兼食的习性，极易造成食物污染，不少地区观察到痢疾的流行与苍蝇消长期一致。

细菌性痢疾会引起哪些并发症

急性细菌性痢疾若腹泻严重，可引起脱水、酸中毒及电解质紊乱，甚至出现低血压与周围循环衰竭，老年人可诱发心肌梗死。孕妇重症病人可致流产或早产。偶可并发肠穿孔、阑尾炎、肠套叠等急腹症。

在恢复期或急性期偶可有多发性、渗出性大关节炎，关节红肿，可在数周内自行消退。并发败血症者，虽国内外均有报道，但极为罕见，常有细菌性痢疾的一般症状和败血症症状的双重表现。此外，细菌性痢疾还可引起下列罕见并发症，如直肠脱垂、腮腺炎、角膜溃疡、中耳炎、骨髓炎、女婴阴道炎、急性膀胱炎、肺炎、胸腔积液、白血病样反应、细菌性痢疾性肝炎、中毒性心肌炎。中毒性细菌性痢疾除偶然伴发败血症外，还可见弥散性血管内凝血（DIC）、急性呼吸窘迫综合征、急性溶血性尿毒症综合征、心功能不全及中毒性心肌炎。长期慢性腹泻可影响营养的吸收，导致贫血与营养不良性水肿等。

什么是沙门菌感染

沙门菌属肠杆菌科，可引起胃肠炎、伤寒、败血症及肠外灶性感染等多种综合征，统称为沙门菌感染（即沙门菌病）。各种综合征有时可重叠。伤寒和副伤寒杆菌引起的感染不包括在内。

该病全年可见，发病高峰在 7～11 月份。此时正值夏秋季节，天气热，食物易被细菌污染。由于天气热，人们常喜食冷食，胃肠道屏障功能减弱；蚊蝇多，污染食品机会多。

该病任何年龄均可罹患，但年幼（尤以 1 岁左右者）、年老、有慢性消耗性疾病者及近期内服用过抗菌药物者易感性增高。常由于食物污染而暴发大或小的流行，往往同席多人或在集体食堂中多人发病。致病菌以肠炎、鼠伤寒、猪霍乱、鸭及新港沙门菌较为常见。沙门菌感染（即沙门菌病）不但表现为急性胃肠炎，而且还有发热等全身性感染的症状，早期尚可出现菌血症。

患该病后免疫力不强，可反复感染，甚至可感染同一血清型细菌再次发病。

沙门菌感染的临床表现多种多样，按其主要综合征，可分为肠炎型、伤寒型、败血症型和局部化脓性感染4型。

① 肠炎型（食物中毒）：是沙门菌感染最常见的形式，潜伏期一般为8～24小时。起病急骤，常伴有恶寒、发热，但热度一般不甚高，同时出现腹绞痛、气胀、恶心、呕吐等症状。继而发生腹泻，一天数次至十数次或更多，如水样，深黄色或带绿色，有些有恶臭。粪便中常混有未消化食物及少量黏液，偶带脓血。当炎症蔓延至结肠下段时，可有里急后重。病程大多为2～4天，有时持续时间较长。

② 伤寒型：非伤寒沙门细菌感染时，可引起类似伤寒的临床表现。以猪霍乱菌较常见。症状一般较伤寒轻，长期发热，伴胃肠道症状，或以胃肠炎为前驱表现，皮疹少见，腹泻较多，可见脾肿大，白细胞总数低下，肠穿孔、肠出血等并发症少。病程大多仅1～3周，血和粪便培养可获沙门菌。复发机会比伤寒多。

③ 败血症型：本型以长期发热为主要特征，体温可高达40℃以上，呈不规则热（弛张热或间歇热），伴反复寒战、出汗、头痛、恶心、厌食、体重下降，部分病人有胃肠炎症状，偶见脾肿大，约1/4病人在病程中出现局部感染病灶，以骨关节最常见，且可累及多关节，迁延不愈，形成瘘管。新生儿、婴儿的脑膜易受侵犯，病死率高达80%以上。其他尚有支气管肺炎、肺脓肿、胸膜炎、脓胸、心包炎、心内膜炎、肾盂肾炎等。

④ 局部化脓性感染：可发生于任何部位，但好发于缝线处、骨折处、组织器官移植处、动脉粥样硬化斑块处以及

有肿瘤处等原先有病变，或活力不强的部位。该型无胃肠炎或全身症状，仅有脓肿形成，并呈慢性化倾向，需靠病原菌检查以明确诊断。

沙门菌是怎样感染人体的

沙门菌病经粪－口途径传播，摄入污染了沙门菌的食物或饮料是唯一的感染方式。沙门菌在自然界宿主的广泛，绝大多数对人和动物均适应，可寄居在哺乳类、爬行类、鸟类、昆虫及人的胃肠道中。各种家禽、家畜在喂养、屠宰、运输、包装等加工处理过程中均有污染的机会。

如家禽、家畜屠宰时的卫生条件差，肠腔的沙门菌可污染肉类。此外，肉类等也可在储藏、市场出售、厨房加工等过程中通过各种用具或直接互相污染，在零售市场购买的生肉有1%~58%污染了沙门菌。蛋类或蛋制品的污染来源，可以是禽类卵巢或输尿管，也可以由粪便、肥料、泥土中的沙门菌穿过完整蛋壳进入蛋内。一般在许多由蛋混合制成的蛋粉或其他制品中，感染率相当高；乳类及其制品如冰淇淋、袋装熟食等也会受到沙门菌的污染。以上各种动物源性食物是引起沙门菌感染的最常见媒介物。

发展中国家常常有水源污染造成的暴发流行，污水灌溉、生熟不分是散发或家庭内流行最常见的原因。

人与人的直接传播常以护理人员的手、医疗器械为媒介，为医院内感染或幼托机构中暴发流行的主要原因。

何谓伪膜性肠炎

伪膜性肠炎是主要发生于结肠的急性黏膜坏死性炎

症，并覆有伪膜。此病常见于应用抗生素治疗之后，为医源性并发症。该病发病年龄多在 50～59 岁，女性稍多于男性。起病大多急骤，病情轻者仅有轻度腹泻，重者可呈暴发型，病情进展迅速。病情严重者可以致死。

广谱抗生素应用之后，特别是林可霉素、氯林可霉素、氨苄西林、阿莫西林（羟氨苄青霉素）等的应用，抑制了肠道内的正常菌群，使难辨梭状芽孢杆菌得以迅速繁殖并产生毒素而致病。该病还可发生于抗病能力和免疫能力极度低下，或因病情需要接受抗生素治疗的病人。如各种大手术后，特别是胃肠道癌肿手术后，以及其他有严重疾病如肠恶性肿瘤、尿毒症、糖尿病、心力衰竭、败血症等病人，因机体的内环境发生变化，肠道－菌群失调，有利于难辨梭状芽孢杆菌繁殖而致病。

现已证实，难辨梭状芽孢杆菌及其毒素为该病致病因素，但粪中毒素的效价高低与病情的轻重并不平行，表明该菌毒素并非影响疾病严重程度的唯一因素。

什么是急性出血性坏死性肠炎

急性出血性坏死性肠炎是与 C 型产气荚膜芽孢杆菌感染有联系的急性肠炎，主要临床表现为腹痛、腹泻、便血、发热、呕吐和腹胀，严重者可有休克、肠麻痹等中毒症状和肠穿孔等并发症。该病农村的发病率显著高于城市，全年皆可发生，尤其多见于夏秋两季，儿童和青少年比成人多见，15 岁以下儿童占 60.5%。

细菌培养和生化检测也认为该病的发病与感染产生 B 毒素的 Welchii 杆菌（C 型产气荚膜芽孢杆菌）有关，还与发病者肠腔内蛋白酶浓度低下，以及主食甘薯、大豆粉中所含耐热性胰蛋白酶抑制因子有关，也与饮食习惯从多吃蔬菜转变为多吃肉食、并进食污染有 Welchii 杆菌的肉类有关。

什么是小肠结肠耶尔森菌肠炎

小肠结肠耶尔森菌广泛分布于自然界，是能在冷藏温度下生长的少数几种肠道致病菌之一。它除引起胃肠道症状外，还能引起呼吸系统、心血管系统、骨骼结缔组织等疾患，甚至可引起败血症，造成死亡。该菌还是重要的食源性致病菌。小肠结肠耶尔森菌感染是近年来受到全球重视的一种肠道性疾病，属于自限性疾病。该菌易在低温生长，所以在一些寒冷的国家和地区或在寒冷的季节较为常见，有人称其为"冰箱病"。

什么是空肠弯曲菌肠炎

空肠弯曲菌(Campylobacter)是 1973 年 Butzler 等自腹泻病人粪便中分离出来，目前已认识其为人类腹泻的主要致病菌之一。空肠弯曲菌肠炎的发病率在发达国家超过细菌性痢疾，在发展中国家几乎同细菌性痢疾。空肠弯曲菌是家禽、家畜及某些鸟、兽肠道内的正常寄居菌。从狗、鸡、火鸡、鸽、牛、羊、猪、马等动物的粪便中，均可分离出该菌。人食用被污染的牛奶、鸡肉、猪肉或饮用水后均可受染。

本菌进入肠道后在含微量氧环境下迅速繁殖，主要侵犯空肠、回肠和结肠，侵袭肠黏膜，造成充血及出血性损伤。近年来观察到有些菌株能产生类似霍乱肠毒素，引起肠腔内液体分泌增加。该菌主要侵犯空肠、回肠和结肠，引起肠黏膜组织炎症，甚至引起败血症和心内膜炎。

什么是麦胶性肠病

麦胶性肠病又称非热带口炎性腹泻或乳靡泻，该病与进食麦粉关系密切，麦胶可能是该病的致病因素。该病在北美、欧洲、澳大利亚发病率较高，国内很少见。女性多于男性，任何年龄均可发病，发病高峰年龄为儿童和青年。

研究认为，人对麦胶（俗称面筋）食物异常敏感，麦胶被乙醇分解后，可分离出很多种麦素，其中 α 麦素对小肠黏膜具有毒性。正常人的小肠黏膜细胞存在多肽分解酶，可将 α 麦素分解为无毒物质，但活动性麦胶性肠病的病人，因肠黏膜细胞的这种酶活性不足而致病。从病人血、小肠分泌物及粪中可检出麦素抗体，并可测出免疫复合物。肠黏膜中分泌 IgM 的浆细胞较多，会使层内致敏 T 细胞增多，由此说明该病可能是麦胶引起的免疫反应性疾病。

另外，已观察到病人家属中多人得病，可能由于遗传关系，肠黏膜缺少一种特殊酶，不能分解麦胶而发病，也可能是有遗传免疫功能不全而致病，表明该病还可能与遗传因素有关。

该病的临床表现实质上是由营养物质消化吸收障碍而致的营养不良综合征群。临床表现差异很大，相当多的病人症状很轻，不易觉察，成年病人的表现可不典型。

什么是热带口炎性腹泻

热带口炎性腹泻好发于热带居民，以南美、非洲、印度及东南亚地区最为常见，任何年龄均可患病。病因尚不明确，以小肠结构和功能异常为特征。现认为该病可能由一种或多种病原微生物或寄生虫（蓝氏贾第鞭毛虫）引起的慢性小肠感染，与麦胶饮食无明确关系。该病有流行性、季节性，本地居民或外来旅游者均可得病，广谱抗生素治疗有效，但粪便、小肠内容物以及肠黏膜中未发现病原菌。营养缺乏（如蛋白质、维生素 B 族、叶酸等）可能与该病有关，但不是重要的病因。

什么是肠结核

肠结核是结核杆菌侵犯肠道引起的慢性特异性感染，约 90％由人型结核杆菌引起。罹患年龄大多为 20～40 岁，女性略多于男性。

结核杆菌侵犯肠道主要从口感染。病人多有开放性肺结核或喉结核，因经常吞下含结核杆菌的痰液引起该病；或经常与开放性肺结核病人共餐，忽视餐具消毒隔离，也可致病；若饮用未经消毒的带菌牛奶或乳制品，也可发生牛型结核杆菌感染。

此外，肠结核也可由血行播散引起，见于粟粒型结核，或由盆腔结核或结核性腹膜炎等直接蔓延而来。

肠结核的好发部位为回盲部，其他部位依次为升结肠、空肠、横结肠、降结肠、阑尾、十二指肠和乙状结肠等处，少数见于直肠，偶有胃结核的报道。

一般来说，肠结核可分为常见的溃疡型和少见的增生型两种，其病理变化随人体对结核杆菌的免疫力与过敏反应的情况而定。如果人体过敏反应强，病变以渗出性为主。当感染菌量多、毒力大，可有干酪样坏死，形成溃疡，称为溃疡型肠结核。腹泻是本型结核的常见症状之一。如果机体免疫状态良好，感染较轻，表现为肉芽组织增生，进一步可纤维化，称为增生型肠结核，本型常以便秘为主要表现。

引起感染性腹泻主要有哪几种病毒

能引起腹泻的病毒有多种，按发病率高低顺序分为：人轮状病毒（Rotavirus），包括 A 组轮状病毒（Rotavirus A）、成人腹泻轮状病毒（Adult diarrhoea rotavirus，ADRV），以及肠腺病毒（Entero - adenovirus，EAD）、诺沃克病毒（Norwalk virus）、埃可病毒（ECHO Virus）、星状病毒（Astrovirus）、冠状病毒（Coronavirus）、嵌杯样病毒（Calicivirus）等。有学者认为，有一些肠道病毒，将作为腹泻的新病原，尚有待发现。

什么是放射性肠炎

放射性肠炎是指放射治疗盆腔、腹腔或腹膜后恶性肿瘤所引起的肠道并发症，可分别累及小肠、结肠和直肠，故又称为肠道放射性损伤。据临床观察，盆腔脏器癌病人接受放射线治疗后，可损害结肠，发生类似慢性溃疡性结肠炎的病象；如放射损害小肠，可发生类似吸收不良综合征的病象。

在盆腔、腹腔或腹膜后恶性肿瘤接受放疗的病人中，放射性肠炎的发生率为 0.6%~17%，平均 6%。宫颈癌放疗后 3/4 的病人可发生肠炎，其次是卵巢、膀胱和子宫内膜癌，还有小部分由前列腺、睾丸、肾、肾上腺癌和淋巴瘤放疗所引起。该病以女性多见,男女之比约为1:9。

经长期观察发现,放射性肠炎的发生主要与下列因素有关:a.照射剂量、时间:以盆腔区放疗为例,如4~4.5周照射量低于42~45戈瑞(GY)(4 200~4 500rads)时,胃肠道损害的发病率很低;如4.5~6周内给45~60戈瑞(GY)(4 500~6 000rads),发病率逐步上升;如再加大照射剂量,发病率迅速增加。一般估计,在5周内照射量超过50戈瑞(GY)(5 000rads)时,发病率约为8%。b.不同部位的肠道对照射的敏感性不同,耐受性为:直肠>小肠、结肠>胃。c.不同部位肠道的活动度、有无腹腔盆腔炎症性病变或手术史以及有无血管性病变:由于末端回肠和远端结肠比较固定,较易受照射的损害。炎症或术后粘连使肠袢固定,限制了肠段的活动,使该肠段单位面积的照射量增加,发病率增高。子宫切除后,直肠所受的照射量高于未切除者。动脉硬化、糖尿病和高血压等病人原先已有血管病变,照射后更易引起胃肠道损害。d.个体差异耐受性不同:对大部分人来说,照射的耐受性是无法预料的,因此对放疗方案的设计应谨慎,且在放疗过程中应注意密切随访。

什么是克罗恩病

克罗恩病(Crohn 病),旧名局限性回肠炎、局限性肠炎、节段性肠炎和肉芽肿性肠炎,是一种慢性、复发性、原因不明的肠道炎症性疾病。该病和慢性非特异性溃疡性结肠炎统称为炎症性肠病(IBD)。克罗恩病腹泻一般不如慢性溃疡性结肠炎严重,以腹痛、腹泻、肠梗阻为主要症状,且有发热、营养障碍等肠外表现。

病变主要侵犯回肠末段，但各部分肠段都可罹患。

该病分布于世界各地，国内较欧美少见。近10年来临床上已较前多见，男女尚无显著差别，老幼均可罹患，以21~40岁之间发病者占半数以上。

该病多为慢性渐进型，虽可自行缓解，但多有反复，不易根治。绝大多数病人经相应治疗后，可获得某种程度的康复。发病15年后，约半数尚能生存，急性重症病例常有严重毒血症和并发症，预后较差，近期病死率为3%~10%。

克罗恩病的发生与哪些因素有关

该病病因目前还不太清楚，可能与感染、免疫异常和遗传等多种致病因素的综合作用有关。

① 感染：克罗恩病病理变化酷似结核病，但结核杆菌并非致病菌，与该病是共生关系。该病病人肠组织中也有分离得到病毒者，但这些病毒可能是“过路”的，并非病原体。近年来倾向于克罗恩病与病毒感染无关。

② 免疫：利用免疫酶标法可在病变组织中发现抗原抗体复合物和补体C3。半数以上病人血中可检测到结肠抗体、循环免疫复合体（CIC）以及补体C2、C4的升高。克罗恩病病人出现关节痛，也与CIC沉积于局部而引起的损害有关。组织培养时，病人的淋巴细胞具有毒性，能杀伤正常结肠上皮细胞。如切除病变肠段，细胞毒作用随即消失，但结核菌素试验反应低下，二硝基氯苯（DNCB）试验常阴性，说明该病病人的细胞免疫功能低下。也有认为该病属于自身免疫性疾病。病变活动时，病人回肠内组胺分泌增加，

与肥大细胞有关，提示该病体液、细胞免疫异常很可能是病因之一。

③ 遗传：根据单卵性和双卵性双胎的调查，双生子共患克罗恩病者远较溃疡性结肠炎为多，北美犹太人患病较黑种人多，具阳性家族史达10%以上。家庭成员中患该病者尚不能完全排除相同环境、饮食和生活方式对发病的影响。近年来认为，该病病人染色体有不稳定现象。

总之，近年来许多学者十分重视该病与遗传因素的密切相关性。

克罗恩病有哪些病理特点

克罗恩病是贯穿肠壁各层的增殖性炎症，并侵犯肠系膜和局部淋巴结。黏膜面典型病变有以下4种。

① 溃疡：早期为浅小溃疡，后成纵行或横行的溃疡，深入肠壁的纵行溃疡形成较为典型的裂沟，沿肠系膜侧分布。肠壁可有脓肿形成。

② 卵石状结节：由于黏膜下层水肿和细胞浸润形成的小岛突起，加上溃疡愈合后纤维化和瘢痕的收缩，使黏膜表面似卵石状。

③ 肉芽肿：多见于黏膜下层，但肠壁各层以及肠系膜、局部淋巴结，甚至肝脏、骨骼和肌肉均可出现。肉芽肿大小不一，肉芽肿由类上皮细胞组成，常伴郎罕巨细胞，但无干酪样变，有别于结核病。

④ 瘘管和脓肿：肠壁的裂沟实质上是贯穿性溃疡，使肠管（段）与肠管（段）、肠管（段）与脏器或组织（如膀胱、阴道、肠系膜或腹膜后组织等）之间发生粘连和脓肿，并形成内瘘管。肠管（段）如穿透肠壁，经腹壁或肛门周围组织通

向体外，即形成外瘘管。外瘘管有一个较深的窦道，深入远离皮肤的肠道病变部位。

克罗恩病的病理变化可分为急性炎症期、溃疡形成期、狭窄期和瘘管形成期（穿孔期）。该病的病变呈节段分布，与正常肠段相互间隔，界限清晰，呈跳跃区的特征。急性期以肠壁水肿、炎症为主，慢性期肠壁增厚、僵硬，受累肠管外形呈管状狭窄，肠管狭窄上端可见肠管扩张。

什么是溃疡性结肠炎

溃疡性结肠炎又称慢性非特异性溃疡性结肠炎，是一种原因不明的慢性结肠炎，病变主要局限于结肠的黏膜层，且以溃疡为主；多累及直肠和远端结肠，但可向近端扩展，以至遍及整个结肠。该病可见于任何年龄，以青壮年多见，男性稍多于女性。主要症状有腹泻、脓血便、腹痛和里急后重，病程漫长，病情轻重不一，常反复发作。近年来，该病似有增加趋势，可能与临床上对该病的认识较以前有所深入有关。

溃疡性结肠炎的发生与哪些因素有关

1．大量事实证明，该病的发生与免疫因素有关

① 该病病人常伴有免疫病：除溃疡性结肠炎的肠内症状外，常有虹膜炎、眼色素膜炎、结节性红斑关节炎、血管炎、系统性红斑狼疮、溶血性贫血等自身免疫病。而且，用肾上腺皮质激素治疗有效。

② 体液免疫：小儿溃疡性结肠炎病人血清内有与胎

儿结肠的酚－水提出物起作用的高滴度血凝抗体，病人大肠组织内曾分离出作用于肠黏膜上皮的抗体，病人血清中抗大肠杆菌014 型的抗体能与结肠上皮抗原起交叉反应，病人血清常含有一种（或一些）抑制巨噬细胞移行的因子等。

③ 细胞免疫：病人的淋巴细胞与正常成人或胎儿的结肠上皮细胞共同培养，可使结肠上皮受损，说明病人的淋巴细胞已被致敏，出现了细胞毒作用。这种细胞毒作用可由大肠杆菌014 型等的菌体中提出的脂多糖刺激正常人淋巴细胞、激发自然杀伤细胞而产生，细胞毒作用是该病的重要致病因素。

④ 免疫复合物：荧光免疫技术显示该病病人结肠黏膜固有膜有 IgG、补体和纤维蛋白原沉积的免疫复合物存在。该病的肠外并发症，如关节炎、皮疹和血管炎等也可能与免疫复合物沉着有关。

⑤利用免疫学方法可在动物中成功地制成实验性溃疡性结肠炎模型。

2. 精神神经因素在该病的起始和延续中可能起重要作用

临床可见有些病人伴有焦虑、多疑、紧张及自主神经功能紊乱表现，而且溃疡性结肠炎病人的病情复发或恶化，每与精神紧张焦虑不安等因素有关。

这是因为大脑皮层活动障碍可通过自主神经系统产生肠道运动亢进、肠血管平滑肌痉挛收缩、组织缺血、毛细血管通透性增加，从而形成结肠黏膜的炎症、糜烂及溃疡。采用精神疗法可收到一定效果。但近年来发现，该病有精神异常和精神创伤史者并不比一般人多见。可能有些病人由于疼痛折磨继发精神障碍，成为加重病情的不利因素，但不是该病的主要致病原因，只是诱发因素而已。

3. 该病因种族不同,发病差异悬殊

据统计,黑种人的发病率仅为白种人的 1/3,犹太人比非犹太人多3~5 倍。常为家族性,有血缘关系的病人亲属5%~15%也患有溃疡性结肠炎,单卵双胎儿可同患该病。该病病人的组织相容抗原属 HLA-B27 及 B27 者居多,尤其伴强直性脊椎炎者,属 HLA-B27 者可高达 50%~90%。基于以上这些事实,可提示遗传因素在该病发病中占有一定地位。

溃疡性结肠炎应怎样分类

溃疡性结肠炎有两种分类方法:

1. 按病程经过可分为 4 个类型

① 慢性复发型:最多见,本型病变范围小,症状较轻,往往有缓解期,但易复发,预后好。

② 慢性持续型:本型病变范围广,症状多持续半年以上。

③ 急性暴发型:本型最少见,起病急骤,腹部和全身症状严重,易发生大出血和其他并发症,如急性结肠扩张、肠梗阻以及肠穿孔等。以上 3 个类型可互相转化。

④ 初发型:指无既往史,系首次发作者。

2. 按病情程度可分为以下 3 级

① 轻度:腹泻每日 4 次以下,便血轻或无,无发热、脉速,贫血无或轻,红细胞沉降率正常。

② 中度:介于轻度和重度之间。

③ 重度:腹泻每日 6 次以上,并有明显黏液脓血便,体温 >37.5℃,脉搏 >90 次/分,血红蛋白 <90 克/升,血沉 >30 毫米/小时。

患了溃疡性结肠炎会有怎样的预后

溃疡性结肠炎的预后好坏，取决于病型、有无并发症和治疗条件。轻型者预后良好，治疗缓解率80%~90%，且部分病人可长期缓解；重型者治疗缓解率约为50%；少数暴发型者，病情凶险，病死率高达35%左右，但治疗后往往也有好转可能；若并发急性结肠扩张时，预后特别差，病死率高达25%左右；20岁以下或60岁以上者，病情较重，病死率高达50%；病程漫长、病变广泛的活动性病例有并发结肠癌的危险性。

总之，溃疡性结肠炎虽病程漫长，有多次缓解和复发，不容易彻底治愈，但大部分病人的预后良好。

肠道的寄生虫性疾病

什么是阿米巴痢疾

阿米巴痢疾是由溶组织阿米巴原虫引起的肠道传染病，病变主要在盲肠与升结肠。临床上以腹痛、腹泻、排暗红色果酱样大便为特征。该病易变为慢性，并可引起肝脓肿等并发症。

该病分布遍及全球，以热带和亚热带地区为多见。感染率与社会经济水平、卫生条件、人口密度等有关。农村病人多于城市。夏秋季发病较多，男多于女，典型的年龄曲线高峰在青春期或青年期，多呈散发性，水源性流行偶有发生。我国近年来急性阿米巴痢疾和肝脓肿病例，除个别地区外，已较为少见，某些地方感染率已不到10%。

该病预后一般良好，与病程长短、有无并发症、是否及早诊断和及时有效地治疗有关。暴发型病人、有脑部脓肿、肠穿孔及弥散性腹膜炎等病人预后较差。

阿米巴痢疾可分为哪几种类型

根据临床表现不同，可分为以下4型：

① 无症状型：病人感染阿米巴后，粪便中有包囊排出，但无临床症状。绝大多数感染的是无毒株，原虫在肠腔中

生长，无抗体形成，呈携带状态；少数病人感染有毒力的虫株，但肠道病变局限、表浅，有抗体形成，呈隐匿型感染，可在某些因素影响下，转变成阿米巴痢疾或肝脓肿。

② 普通型：病情轻重不一，症状无特异性。当病变局限于盲肠、升结肠，或溃疡较小时，病人仅有大便习惯的改变，或偶有便血，常误认为内痔。典型表现为起病缓慢，以腹痛、腹泻开始，便次逐渐增多，一日可达 10 次左右，大便量中等，血多脓少，呈暗红色果酱样，有腐败腥臭味，内含较多大滋养体；全身症状轻，常不发热或仅有低热，里急后重可有可无；右下腹有轻度压痛，症状持续数日至数周，可自行缓解，但易复发或转变为慢性。小儿有时以反复血便为主要表现。

③ 暴发型：又称中毒型阿米巴肠病，罕见，但病情较重。常因严重感染、机体抵抗力差或合并细菌感染所致，易见于体质虚弱、孕妇或服用激素者。半数以上起病突然，高热，大便每日十几次以上，排便前有较长时间的剧烈肠绞痛，伴里急后重，粪便量多，呈黏液血性或血水样，并有呕吐、失水，常迅速发生虚脱，后期可有肠出血、肠穿孔、体检见腹胀明显，有弥散性腹部压痛，有时相当显著，甚至疑为腹膜炎。肝肿大常见。如不及时抢救，可于 1 ~ 2 周内死亡。

④ 慢性型：大多由急性感染演变而来。病程超过 2 个月，腹泻常反复发作，可持续数月或数年不愈。每因饮食不当、受凉、疲劳、情绪变化等因素诱发或使病情加重。腹泻每日 3 ~ 5 次，为黄色糊状便或软便，带少量黏液，具腥臭味，含滋养体或包囊，常伴脐周或下腹部轻度钝痛。发作间歇期可无特殊症状，病久多有不同程度的贫血和营养不良。

细菌性痢疾与阿米巴痢疾应怎样鉴别

细菌性痢疾与阿米巴痢疾的鉴别见下表。

项　目	细菌性痢疾	阿米巴痢疾
流行情况	流行性	散发性
潜伏期	1~7 天	数周至数月
症状与体征	起病急，多有发热，毒血症症状较明显，大便次数多，腹痛、里急后重明显，腹部压痛以左侧为主	起病缓慢，发热不高，少有毒血症症状，大便次数少，腹痛、里急后重不明显，腹部压痛多在右侧
粪便检查性状	量少，黏液脓血便，无臭	量多，以血便为主，呈果酱样，有腐臭
镜检	有多量红、白细胞和脓细胞，并有巨噬细胞	红细胞多，且凝集成团，白细胞及脓细胞少，无巨噬细胞，可发现阿米巴滋养体和包囊体
培养	痢疾杆菌阳性	痢疾杆菌阴性
血液白细胞	早期总数及中性粒细胞显著增加	正常或稍增
肠镜检查	溃疡表浅，边缘不整，多见于横皱壁，溃疡间黏膜红肿，肠壁增厚	溃疡较深，边缘清楚，周围有红晕，溃疡间黏膜正常
并发症	恢复期或急性期可伴变态反应性关节炎，长期慢性腹泻可伴贫血、营养不良性水肿	易并发阿米巴肝脓肿

阿米巴痢疾会发生哪些并发症

阿米巴痢疾可出现肠道并发症与肠外并发症。

① 肠道并发症：a. 肠出血：肠壁溃疡累及血管，可造成肠出血。出血量多少不等，大出血时病人往往出现面色苍白、脉搏细数及血压下降等出血性休克表现。b. 肠穿孔：多见于暴发型。穿孔部位以盲肠、阑尾及升结肠为多见。急性穿孔可引起弥散性腹膜炎，病情严重。慢性穿孔造成周围组织粘连，形成局部脓肿。c. 阑尾炎：阿米巴阑尾炎症状与普通阑尾炎相似，易形成脓肿。若有慢性腹泻或阿米巴痢疾病史，粪便中找到阿米巴滋养体或包囊，有助于两者的鉴别诊断。d. 非痢疾性结肠病变：系由增生性病变所引起，包括阿米巴瘤、肠道阿米巴性肉芽肿及纤维性狭窄。阿米巴瘤为大肠壁的炎性假瘤，以腹痛和大便习惯改变最多，部分伴间歇性痢疾，可诱发肠套叠和肠梗阻，主要体征为右髂扪及可移动的、光滑的鹅卵形或肠曲样块物，X 线上见占位性病变，抗阿米巴治疗有良好效果。

② 肠外并发症：阿米巴滋养体可自肠道经血液－淋巴蔓延至远处器官，引起各种肠外并发症，如肝、肺、胸膜、心包、脑、腹膜及泌尿生殖道等，形成脓肿或溃疡，以肝脓肿最只为常见。

人体是怎样感染蛔虫病的

蛔虫病是最常见的肠道寄生虫病。传染源是蛔虫病病人和感染者。大量的虫卵随病人粪便排出，污染蔬菜及泥土，在适宜的温湿度下，约经2周，发育为成熟虫卵。成熟虫卵经口到胃，大部分被胃酸杀死，少数进入小肠孵化发育为幼虫。幼虫钻入肠黏膜，经淋巴管或微血管入门脉、肝脏、下腔静脉达肺；在肺内蜕皮后形成1毫米左右的幼虫。幼虫穿过微血管经肺泡、支气管、气管上升至咽，然后再被吞入胃，此即构成蛔蚴移行症。蛔蚴到达小肠后发育为成虫。自吞食虫卵至成虫成熟约需75天，在小肠内生存期约为1~2年。

人体是怎样感染钩虫病的

钩虫病是十二指肠钩虫或美洲钩虫寄生于人体小肠所致的疾病。它是严重危害我国人民尤其是农民健康的寄生虫病之一。临床以贫血、营养不良、水肿、腹痛及胃肠功能障碍为主要表现。高发区有"黄胖病"之称。钩虫病的传染源是钩虫病病人和感染者，钩虫感染在我国分布极广。虫卵随粪便排出体外，在适当温、湿度的土壤中孵化。1 周左右经杆状蚴发育成具有感染力的丝状蚴，丝状蚴接触人体即钻入皮肤，随血液流经右心到肺，穿透肺泡毛细血管后循支气管、气管达咽喉部，然后被吞入胃，构成钩蚴移行症。钩蚴主要在空肠，少数在十二指肠及回肠中上段内发育为成虫。该病主要是经皮肤接触感染。故农村中感染率较高。钩虫卵在低于 5～10℃时易死亡，25～30℃和湿润土壤最适于虫卵孵化和幼虫生长。我国南方钩虫病的流行远较北方为重。

人体是怎样感染蛲虫病的

蛲虫病多在儿童发生，城市高于农村，集居儿童高于散居儿童。人是蛲虫唯一宿主，蛲虫感染者是蛲虫病的唯一传染源。传染方式有自身及异体感染两种。自身感染系雌虫于夜间爬行肛门，在周围皮肤上产卵，引起奇痒，小儿用手指搔痒沾染虫卵。在进食或吮吸时吞入虫卵。虫卵在胃及十二指肠开始孵化成蚴虫，最后在小肠下段及大肠内发育为成虫。若虫卵在肛门口孵化，幼虫可爬进肛门，侵入大肠，引起逆行感染。这两种自身感染方式使感染加重，迁延不愈，异体感染是通过被污染虫卵的食物、玩具经口感染，也可经口、鼻吸入飞扬的虫卵再咽下而感染，这是造成集体和家庭间传播的主要方式。

人体是怎样感染血吸虫病的

血吸虫感染人体需具备3个条件，即传染源、传播途径和易感人群。

① 传染源：血吸虫是人畜互通寄生虫。其储存宿主种类较多，主要有牛、猪、犬、羊、马、猫及鼠类等30多种动物。病人及患病耕牛为主要传染源，其次为受感染的羊、猪、犬、马、鼠类等。

② 传染源的粪便进入有钉螺存在的疫水，宿主因接触疫水而传播。

③ 易感人群：普遍易感，居民的感染率与当地钉螺受染率成正比。病人以渔民、农民为多，尤以15~30岁的青壮年因反复接触疫水，感染率较高。男多于女，夏秋季感染者最为多见。儿童与非流行区人群一旦遭受大量感染可产生一定的抵抗力，对再感染的耐受力并不完全，因而重复感染经常发生。a. 粪便入水：粪便污染水源的方式视各地居民的生产方式、生活习惯和家畜管理饲养方法不同而异。

河水洗刷马桶、随地大便、施用新鲜粪便及耕牛放牧等尤易污染水源。b. 钉螺存在：钉螺是血吸虫的唯一中间宿主，只在有钉螺的地区，才有可能有血吸虫流行。在我国，血吸虫病流行于长江两岸，及其以南的 12 个省、自治区和上海市，且以长江中下游地区较为严重。钉螺的感染率与水源污染程度密切相关，采用哨兵螺方法可测定水源污染情况。钉螺属软体动物，水陆两栖，多滋生于水分充足、有机物丰富、杂草丛生、潮湿荫蔽的灌溉沟或河边浅滩。通常生活在水线上下，冬季随气温下降深入地面下数厘米蛰伏越冬。钉螺可在地面，但活动范围有限，速度缓慢。然而，钉螺可附着于水面各种漂浮物体上，如湖草、芦苇、船只等扩散到远处，使原有滋生范围扩大或形成新的滋生地。c. 接触疫水：在流行区，居民因各种生活和生产活动接触疫水而感染，如常因捕鱼、打草积肥、游泳、洗物、洗脚等接触疫水，也可因赤足在含尾蚴的地面上行走，尾蚴从皮肤侵入。除皮肤外，尾蚴也可在饮水生水时从口腔黏膜侵入体内。

肠道的动力障碍性疾病

什么是肠道易激综合征

肠道易激综合征也称肠道激惹综合征，是胃肠道最常见和最重要的功能性疾病，多见于壮年，男性略多于女性，50 岁以后首次发病者极少。病人有腹痛不适、腹胀、肠鸣、腹泻和便秘等症状。

虽然腹痛和腹泻等症状严重地影响劳动和生活，但病人的一般情况良好，无体重减轻。此外，病人可有上腹不适、饱胀、嗳气、恶心等消化不良症状，且经常有心悸、气短、胸闷、面红、手足多汗、多尿等自主神经系统不平衡的表现。女性多有痛经。胃肠道 X 线检查显示整个胃肠道的运动加速，结肠袋形加深，张力增强，有时因结肠痉挛显著，降结肠以下呈线样阴影。结肠镜所见的结肠黏膜基本正常。情绪波动，如焦虑、愤怒、对抗、抑郁、惧怕等常是引起该综合征发病和腹泻的诱因。该病的病理生理尚不很清楚。

肠易激综合征应怎样诊断

临床上凡遇到以腹痛、腹胀及便秘为主诉，伴有全身性神经官能症症状，但一般情况良好，无消瘦、发热，体检仅发现腹部压痛。追问病情常随情绪变化而波动，若用精神治疗，如暗示疗法，症状可暂时消退，提示是该症的可能性。

肠易激综合征最新的诊断标准：

① 病程半年以上且近 3 个月持续存在腹部不适或腹痛，并伴有下列特点中至少 2 项：a. 症状在排便后改善；b. 症状发生伴随排便次数改变；c. 症状发生伴随粪便性状改变。

② 以下症状不是诊断所必备，但属常见症状，这些症状越多越支持肠易激综合征（IBS）的诊断：a. 排便频率异常（每天排便 >3 次或每周 <3 次）；b. 粪便性状异常（块状/硬便或稀水样便）；c. 粪便排出过程异常（费力、急迫感、排便不尽感）；d. 黏液便；e. 胃肠胀气或腹部膨胀感。

③ 缺乏可解释症状的形态学改变和生化异常。

肠易激综合征应怎样分型

肠易激综合征分型：

腹泻型：至少 25％的排便为松散（糊状）粪或水样粪，且硬粪或干球粪 <25％的排便。

便秘型：至少 25％的排便为硬粪或干球粪，且松散（糊状）粪或水样粪 <25％的排便。

混合型：至少 25％的排便为硬粪或干球粪，且至少 25％的排便为松散（糊状）粪或水样粪。

不定型：粪便性状异常，不符合上述中的任一标准。

对于过去健康、新近发病的老年病人，尤应进行周到细致的检查，以防漏诊其他严重的器质性疾病。初步诊断为胃肠道功能紊乱之后，还需密切随访一段时间，才能确保诊断无误。

肠道的其他疾病

什么叫肠道菌群失调症

健康人的胃肠道内寄居着种类繁多的微生物，这些微生物称为肠道菌群。肠道菌群按一定的比例组合，各菌间互相制约，互相依存，在质和量上形成生态平衡。一旦机体内外环境发生变化，如长期应用广谱抗生素，导致敏感肠菌被抑制，未被抑制的细菌乘机繁殖，从而引起菌群失调，正常生理组合被破坏，产生病理性组合，引起临床症状称为肠道菌群失调症。该症的发生率为2%~3%。

有哪些因素会引起肠道菌群失调症

① 饮食因素：运用测定细菌酶类的方法研究菌丛代谢活性的结果表明，饮食可使粪便菌丛发生明显改变。无纤维食物能促进细菌易位。Spaeth G 用大鼠做试验研究结果表明，食物纤维能维持肠道菌群正常生态平衡，且细菌代谢纤维的终产物对小肠上皮有营养作用，纤维能维持肠黏膜细胞的正常代谢和细胞动力学。Hosoda 等报道，加入纤维的低渣饮食对保存肠的结构和功能有好的效果，纤维的保护作用是否通过直接刺激肠黏膜或诱导释放营养性胃肠激素尚不清楚。食物纤维能减少细菌易位，但不能使屏障

功能恢复至正常。

② 菌丛的变化因素：菌丛组成可因个体不同而存在差异。但对同一个人来说，在相当长的时期内菌丛组成十分稳定。每个菌种的生态学地位由宿主的生理状态、细菌间的相互作用和环境的影响所确定。在平衡状态下，所有的生态学地位都被占据。细菌的暂时栖身可使生态平衡发生改变。

③ 药物的代谢因素：肠道菌丛在许多药物的代谢中起重要作用，包括乳果糖、水杨酸偶氮磺胺吡啶、左旋多巴等。任何抗生素都可导致结肠菌丛的改变，其取决于药物的抗菌谱及其在肠腔内的浓度。氯林可霉素和氨苄青霉素可造成大肠内生态学真空状态，使艰难梭菌增殖。应用甲氰咪胍等 H2 －受体拮抗剂可导致药物性低胃酸和胃内细菌增殖。

④ 年龄因素：随着年龄的增长，肠道菌群的平衡可发生改变，双歧菌减少，产气荚膜杆菌增加，前者有可能减弱对免疫功能的刺激，后者导致毒素增加使免疫受到抑制。老年人如能维持年轻时的肠道菌群平衡，也许能够提高免疫能力。

⑤ 胃肠道免疫功能障碍因素：胃肠道正常免疫功能来自黏膜固有层的浆细胞，浆细胞能产生大量的免疫球蛋白，即分泌型 IgA，此为胃肠道防止细菌侵入的主要物质。一旦胃肠道黏膜合成单体，或双体 IgA，或合成分泌片功能发生障碍，致使胃肠道分泌液中缺乏分型 IgA，则可引起小肠内需氧菌与厌氧菌过度繁殖，从而造成菌群失调，引起慢性腹泻。无症状的 IgA 缺乏者，小肠内菌群也可过度繁殖。新生儿期菌群失调发生率较高，可能与免疫系统发育未成熟或不完善有关。

菌群失调所致腹泻会有哪些特点

① 如肠内有糖类(碳水化合物)的异常分解,则表现为发酵性消化不良,大便呈水样或糊样,多泡沫,呈酸性反应,每日数次至十数次,伴有肠鸣、腹胀与排气增多。如为成形便,大便成堆,多泡沫,状如发酵的面团。大便镜检可发现大量未消化的淀粉团,用卢戈液可染成深蓝、蓝色、棕红等不同颜色。此外,卢戈液又可染出大量嗜碘性细菌(酪酸梭状芽孢菌、链状球菌),这些细菌的存在有重要诊断意义。

② 某些小儿体内缺乏蔗糖酶、麦芽糖酶和转化酶,以致不能将双糖类食物分解、吸收。双糖类食物在小肠内积聚过多,因细菌繁殖与酵解作用引起腹泻,其大便中乳酸含量增高,可有轻度脂肪泻,停给双糖类食物后病情好转。

③ 如肠内有蛋白质异常分解,表现为腐败性消化不良,大便溏,呈碱性反应,黄棕色,有特殊臭味(硫化氢)。

在生活中,如有以上腹泻特点,并有引起该病的诱因,大便涂片染色可证实有过剩菌显著繁殖。经消除过剩菌和修复正常菌群的治疗后,腹泻及其他消化不良症状随之缓解,据此可确诊为菌群失调性腹泻。

另外,菌群失调严重者可引起葡萄球菌性肠炎、肠白念珠菌病,甚至引起真菌性败血症。

临床常见哪些类型的肠道菌群失调症

① 白念珠菌性肠炎:是肠道菌群失调症最常见的一

种。多见于瘦弱的婴儿、消化不良、营养不良、糖尿病、恶性肿瘤、长期应用抗生素或激素的病人。

② 葡萄球菌性肠炎：多见于长期应用抗生素（四环素类、氨苄西林素等）、肾上腺皮质激素和进行肠道手术的老年病人或慢性病病人。

③ 产气荚膜杆菌性急性坏死性肠炎：产气荚膜杆菌所产生的细胞毒素可引起急性坏死性肿瘤、消耗性疾病，以及使用抗生素、皮质激素等情况下最易发生感染。

④ 铜绿假单胞菌（绿脓杆菌）肠道感染：铜绿假单胞菌为条件致病菌，常为继发感染，在婴幼儿、老人、某些恶性肿瘤、消耗性疾病，以及使用抗生素、皮质激素等情况下最易发生感染。

⑤ 变形杆菌肠道感染：变形杆菌在一定条件下可为条件致病菌，如普通杆菌、奇异杆菌、摩根氏变形杆菌均可引起食物中毒，无恒变形杆菌可引起婴幼儿夏季腹泻。

⑥ 肺炎杆菌肠道感染：当机体抵抗力降低或其他原因，正常寄生在肠道的肺炎杆菌可引起感染，特别是小儿的严重腹泻。

什么叫吸收不良综合征

吸收不良综合征不是一个单一性的疾病，是一群疾病的组合。凡是可导致脂肪、蛋白质、糖类（碳水化合物）、维生素、电解质、矿物质和水吸收障碍的任何一种紊乱，均可列入这一综合征的范畴。其主要临床表现为腹泻、腹痛等。吸收不良不仅是腹腔的口炎性腹泻、热带口炎性腹泻和其他小肠疾病，而且也可以是胰腺酶缺乏、胆盐缺乏、二糖酶缺乏、消化道手术后异常、内分泌紊乱和药源性疾病。

吸收不良综合征常见于哪些疾病

吸收不良综合征是指各种原因引起的小肠消化、吸收功能降低，以致营养物质不能完全吸收，从粪便中排出，引起营养缺乏的临床综合征群，也称消化不良综合征。由于病人多有腹泻，粪便稀薄、量多而油腻等脂肪吸收障碍所致的症状，故又称为脂肪泻。吸收不良主要表现为对脂肪吸收不良。

吸收不良综合征常见于许多疾病，按其病因的不同可归纳为以下几类。

1. 消化不良

① 由于胰酶缺乏或活力减低，引起脂肪水解作用的减损导致消化吸收障碍，如慢性胰腺炎、胰腺癌等。

② 由于胆盐缺乏，引起脂肪乳化和微胶粒形成障碍，导致消化不全，如肝硬变、肝外胆道梗阻等。

③ 肠黏膜酶缺乏引起者，如先天性或继发性乳糖酶、蔗糖酶及海藻糖酶缺乏。

2. 吸收不良

① 吸收面积不足引起者，如胃大部切除、肠切除术后、胃结肠瘘以及不适当的胃肠吻合术造成的吸收面积不足。

② 黏膜表面病变引起吸收不良者，如热带脂肪泻、非热带脂肪泻、内分泌疾病（糖尿病、甲状腺功能亢进症、甲状旁腺功能减退症、肾上腺皮质功能减退症）、寄生虫病（贾第虫病、钩虫病、菲律宾毛线虫病）、口服药物影响吸收功能（新霉素、四环素、秋水仙碱、刺激性泻药、消胆胺、对氨水杨

酸等）、原发性低丙种球蛋白血症以及匍行皮疹样皮炎等。

③ 运送障碍引起者，如单糖吸收不良，无 β－脂蛋白血症以及胱氨酸尿症。

④ 肠壁浸润性病变引起者，如 Whipple 病、α_1 重链病、溃疡型肠结核、肠系膜淋巴结核、小肠广泛性憩室病、小肠多发性淋巴瘤、小肠淀粉样变、克罗恩病、小肠炎、肠－肠瘘，以及全身肥大细胞病等。

3．淋巴血流障碍

如淋巴发育不良、淋巴管扩张、淋巴管梗阻以及血运障碍等也常为吸收不良综合征的病因。

什么是短肠综合征

短肠综合征是小肠手术后出现的一种并发症。短肠综合征症状是否发生、严重程度及其预后的差异极大，主要与下列因素有关。

① 切除小肠的长度：如果切除 40％~50％小肠，其消化、吸收功能可无明显损害；如切除 50％~80％称为大量切除，即可造成吸收不良，但如残留肠段功能正常，尚可维持生命；切除 80％以上为根治性切除，可导致严重的吸收障碍，难于长期维持生命。空回肠全部切除者常不能存活。

② 切除小肠的部位：一般认为，只要保留十二指肠、近端空肠、远端回肠和回盲瓣，在一定程度上可减少该病的发生，即使切除中段小肠达小肠全长的 1/2，病人仍可耐受。这是因为不同部位的小肠对于某些营养物质的吸收是有选择性的。例如，铁、钙、叶酸的吸收限于十二指肠和近端空肠；胆盐、维生素 B_{12} 的吸收限于远端回肠；碳水化合物、脂肪和蛋白质主要在空肠吸收。切除不同部位肠段可产生不

同影响。此外，空肠蠕动比回肠强而快，所以回肠切除后食物经肠排空要比空肠切除后食物经肠排空快。但如自远端起切除回肠达全长的 2/3，或者在回盲瓣切除的同时再切除小肠虽不到其全长的 1/4，均可引起严重的腹泻和吸收不良。一般认为，除十二指肠外尚需保留空肠或回肠 60 厘米以上，否则能够生存者为数极少。

③ 回盲瓣是否保留：回盲瓣是否保留对症状的发生及严重程度很重要。完整的回盲瓣可以延长肠内容物在小肠中的停留时间，加强小肠剩余段的吸收，减少小肠液尤其是其中胆盐成分对结肠的损害，并可防止小肠剩余段遭受结肠内容物的污染。

④ 剩余小肠及机体的代偿程度：小肠切除后，剩余小肠及机体可以在细胞、组织、器官及系统水平发生代偿性变化。剩余小肠的管腔可增大，黏膜（尤以回肠）可有显著的肥厚增生，绒毛增多且增长，吸收细胞增加，其表面肽酶活性增强，单位长度有效吸收面积可增加 2 倍（空肠）或 3 倍（回肠），对碳水化合物和蛋白质的吸收功能可有较显著提高，脂肪吸收也有部分改善。但病人年龄与机体一般状态，肝、胆囊与胰腺的功能状况，有无夹杂症，剩余小肠的血管有无硬化以及原发病的性质均可影响上述代偿的完善程度。由创伤或急性血管病变引起者，剩余小肠的吸收功能可正常。而由克罗恩病、放射性肠炎或严重的动脉粥样硬化性缺血性病变引起者，剩余小肠常有吸收功能的障碍。

什么是盲袢综合征

盲袢综合征是指小肠内容物在肠腔内停滞和细菌过度繁殖引起腹泻、贫血、吸收不良和体重减轻的综合征。

脂肪泻是该病突出的症状。其原因可能是细菌损害小肠黏膜,脂肪吸收障碍,细菌使结合胆酸分解成胆盐。当空肠 pH 值低时(即酸度高时)胆盐不易溶解,从而减少微胶粒形成,减少脂肪类吸收,形成脂肪酸。其他症状有腹痛、维生素 B_{12} 吸收不良,可出现大细胞性贫血。此类贫血与恶性贫血不同,经抗生素和补充维生素 B_{12} 后可得到纠正。营养不良、低钙血症也不少见。

什么是倾倒综合征

倾倒综合征是指在胃切除和胃肠吻合术后,由于病人失去幽门或胃的正常生理功能,胃内食糜骤然倾倒至十二指肠或空肠引起的一系列症状。由于其诊断标准不够统一,故发病率各家报道相差悬殊。据临床观察,胃切除量越多,吻合口越大,发病率越高。而保留幽门的胃切除术,发病率较低。随着时间的推移,病人可逐渐习惯于自我饮食的调节,以控制症状的发生,故术后时间越长,发病率越低。

倾倒综合征的发生与哪些因素有关

倾倒综合征的发生可能与下列因素有关。

① 血糖和血容量:胃切除术后,病人失去了幽门的调节功能,残胃容积缩小,以及迷走神经切除后影响了餐后胃的舒张,以致食后大量高渗性食糜骤然倾入十二指肠或空肠,肠腔内的高渗糖和肠壁中的细胞外液迅速互相交换,以保持肠内容物和肠壁之间渗透压的平衡,并可致血糖明显升高、血容量下降和肠管膨胀。

② 消化道激素的作用：给胃切除术后病人饮 4.5%葡萄糖溶液 220 毫升，并在空腹 15 分钟、60 分钟及 120 分钟后各取一次血标本，应用放射免疫法，在所有倾倒综合征者血中均可测得血管弛缓素的增加；而无倾倒综合征者则否，却给正常人静注缓激肽可产生和倾倒综合征同样的血管反应。临床观察还发现，倾倒综合征与血中缓激肽水平密切相关，血管弛缓素能增加外周血流量和毛细血管的通透性，并可增强消化道平滑肌收缩，因而可出现血管弛张和胃肠道症状。因此，有人认为，该征症状的发生与血管弛缓素－缓激肽系统的活动有关。另外，有人认为，该征的发生还与血管活性肠肽（VIP）、肠高血糖素、神经降压素等激素的增高有关，但均未获得明确的结论。

③ 神经精神因素：临床观察发现，病人术前精神状态属于兴奋型或紧张型的，术后较易发生倾倒综合征。精神神经因素可使幽门调节功能障碍而致胃的排空加快，甚至在未曾作过胃切除术者也可发生倾倒综合征。提示，神经精神因素对倾倒综合征的发生更为重要。

什么是肠扭转

肠扭转是一段肠袢沿肠系膜长轴旋转或两段肠袢扭缠成结而造成闭袢性肠梗阻，前者常见。肠袢扭转部位在其系膜根部，多数为顺时针方向，大多为 1~3 转。扭转部位的肠腔必然发生狭窄和梗阻，肠系膜也随肠管旋转，所以肠管可因系膜血管受压而发生绞窄。肠管血运障碍的程度，不完全决定于扭转的多少，扭转的松紧也很重要。肠扭转后，肠管两端都不与肠道相通，形成闭袢性梗阻，肠段内气体、液体不能排出，越积越多，使肠段明显膨胀，内压迅速增高，压迫肠壁血循环，可造成早期局部张力性坏死，穿孔。同时，肠腔内容物分解的毒性物质被吸收后，可引起中毒性休克。

肠袢发生扭转原因

肠袢发生扭转的原因有3个重要的因素：a. 肠袢和其系膜的长度比肠袢两端根部间的距离相对地过长，容易发生扭转。肠袢和其系膜的长度虽在正常范围，若两端之间的距离因解剖异常或炎性粘连而过短，扭转也可发生。b. 在上述解剖因素的基础上，如肠袢本身的重量增加，由于重力的关系容易促使扭转发生，扭转后也不易自行复位。c. 外力推动。强烈的肠蠕动和体位的突然改变，如身体突然旋转用力弯腰，也能促使肠扭转的发生。避免在饱餐后立即进行重体力劳动，尤其更需要注意身体前俯和旋转的劳动，对预防肠扭转有一定意义。

什么是肠套叠

一段肠管套入其远端或近端的肠腔内，使该段肠壁重叠并拥塞于肠腔，称为肠套叠。其发生常与肠管解剖特点（如盲肠活动度过大）、病理因素（如息肉、肿瘤）以及肠功能失调、蠕动异常有关。

按病因可分为原发性与继发性两类。绝大多数原发性肠套叠发生在婴幼儿，其中尤以4~11个月者最多，男性患儿约为女性的2倍。一般认为小儿常有肠蠕动功能紊乱及肠痉挛发生，严重持续的痉挛段可被近侧的蠕动力量推入相连的远侧肠段，特别是回盲部呈垂直方向连续的位置更易套入。继发性肠套叠多见于成人病人，是由于肠壁或肠腔内器质性病变（如息肉、肿瘤、美克耳氏憩室内翻及阑尾残端翻入肠内等）被蠕动推至远侧而将肿物所附着的肠壁折叠带入远侧肠腔。按发病部位可分为回肠—结肠型、回肠盲肠—结肠型、小肠—小肠型，以及结肠—结肠型。

什么是缺血性结肠炎

缺血性结肠炎是由结肠某个部位供血不足引起的结肠缺血性病变。临床上常突然起病，以急性腹痛伴恶心、呕吐及腹泻，排暗红色血便为主要表现。严重者可出现肠坏死、肠穿孔及腹膜炎。

该病以中老年人多见，好发于结肠脾曲和直肠乙状结肠交界部，病人常合并有动脉粥样硬化基础疾病，如高血压、冠心病、心肌梗死、糖尿病等。

先天和遗传性肠道疾病

什么是先天性巨结肠症

先天性巨结肠症是一种肠道发育畸形。由于结肠和直肠缺乏神经节细胞,引起痉挛性狭窄,肠运动功能紊乱,形成慢性肠梗阻。粪便不能顺利排出,淤积在结肠内,使结肠的容量增大,肠壁扩张和肥厚。多发生在乙状结肠和直肠,男孩比女孩多见,有家族性倾向。

什么是消化道憩室病

消化道憩室病是指消化道的局部囊样膨出,有真性与假性两种。前者指全层膨出,后者仅有黏膜与黏膜下层而无肌层膨出。绝大多数憩室向消化道腔外膨出,极少数向腔内膨出,称腔内憩。多个憩室同时存在称为憩室病。该病见于全消化道,以结肠为最常见,十二指肠次之,胃憩室最少见。有症状或并发症的憩室病称为症状性憩室或称憩室性疾病,需要治疗。消化道不同部位憩室,临床表现各不相同。

什么是与遗传相关的胃肠道息肉综合征

该综合征是以累及结肠为主的多发性息肉病,大部分与遗传有关，伴有肠外表现。可分为腺瘤性和错构瘤性息肉综合征两大类。

1. 腺瘤性综合征

① 家族性结肠息肉病：又叫多发性息肉病，是一种常染色体显性遗传性病，息肉多发，可布满结肠和直肠，具有很高的癌变倾向。好发于青年，一般 15～25 岁青春期开始出现临床症状，30 岁左右最明显。息肉的形态、大小不一，肉眼可见在肠黏膜上有许多散在的豆粒大小的息肉，或多发的小息肉在肠黏膜上呈绒毡状。小息肉有带者极少，病理与腺瘤样息肉相同。

息肉病早期症状不明显，常见的症状有腹泻、腹痛、便血。便血常持续，后期伴有恶变。若继发感染，以上症状则加重，大便稀软、味臭、带有泡沫，有时带黏液脓血。也有大便秘结伴里急后重感。位于直肠下端较大瘤体，便后可脱出肛外，呈暗红色、乳头状肿物。病人由于长期消耗，常出现贫血、体重减轻。

该病的严重性在于癌变率高，而且癌变常不限于一处，为多中心。病人 12～13 岁即可出现腺瘤性息肉，20 岁时息肉已遍布大肠，如不及时治疗，40 岁以后几乎不可避免地出现癌变。据文献记载，大肠腺瘤演变为癌需时 5～15 年。癌变发生的部位和一般大肠癌规律类似，直肠和乙状结肠多见，来自息肉病的腺癌，发病早、发展快、易扩散，手术切除后的 5 年生存率也较低。

病人应尽早（25 岁前）进行全结肠切除与回肠－肛门吻合术或回肠直肠吻合术。术后应终身每年 1 次结肠镜检查，如发现新的可予电灼、激光、微波、射频或氩气刀治疗。有报道，低剂量选择性 COX－2 抑制剂，如西乐葆可降低腺瘤性息肉癌变的危险性。

② Gardner 综合征：是指大肠多发性息肉伴有多发性骨瘤和多发性软组织瘤，为常染色体显性遗传病。还可伴牙齿如埋伏齿、过剩齿等。发病年龄比家族性腺瘤发病晚，多在 30~40 岁。息肉在结肠、直肠内较分散，小肠也可以有，癌变率达 45%。该病治疗原则同家族性息肉病，骨与软骨肿瘤均应切除。

③ Turcot 综合征：指息肉病伴中枢性神经系统肿瘤，为常染色体隐性遗传病。该病属家族性息肉病范畴，特征是同时合并其他脏器的肿瘤。多发生在 25 岁以下。治疗原则也同家族性息肉病。

2. 错构瘤性综合征

① 黑斑息肉综合征：又叫 P－J 综合征。特征是特定部位有多发性黑色素沉着斑和胃肠道多发性息肉。发病年龄在 20~25 岁。色素斑可分布在口唇周围、口腔黏膜，还可在手指、足趾、手掌背面、眼、鼻及肛周等处有棕色或黑色素沉着斑点，儿童及青春期色素斑较浅，至成年期逐渐变深，到老年又变淡，呈圆形、卵圆形或不规则形。息肉多见于小肠，可引起出血与肠套叠，也可有腹痛、腹泻及蛋白丢失性肠病等，极少数病人仅有肠息肉而无色素沉着。

近年来，研究发现病人肠息肉有 2%~5% 的癌变，这些癌变者的年龄常在 35 岁以下，比一般大肠癌发病年龄早 10 年以上。推测是由于这种息肉的腺上皮可以在再生与分裂过程中呈异型增生，形成腺瘤样上皮及腺瘤样结构，由不典型增生再发生恶变。有 5% 左右病人可伴卵巢肿瘤。

由于该病病变广泛，恶变率相对较低，因而一般予以对症治疗，仅在严重并发症如不能控制的出血或梗阻时才考虑外科手术治疗。手术时尽可能将息肉全部摘除。

② 幼年性息肉综合征：又叫 J－P 综合征，以多发性青少年的结直肠息肉为特征。包括几种亚型：a. 幼年性结肠息肉病（JPC）：平均发病年龄为 6 岁，无家族史，单个幼年性息肉不增加肿瘤的风险。b. 家族性幼年性息肉病（FJPC）：有家族史，是常染色体显性遗传病，有恶变可能。c. 家族性全身性幼年性息肉（FGJP）：有遗传性，息肉除结肠外，还可有胃或空肠的其他部位息肉。

③ Cronkhite－Canada 综合征：该病主要有 4 个特点：a. 整个胃肠道都有息肉；b. 外胚层变化，如脱发、指甲营养不良和色素沉着等；c. 无息肉病家族史；d. 成年发病。

该病症状以腹泻最为常见，见于 80％以上病例，排便量大，并可含脂肪或肉眼血液，大多数病人有明显体重减轻；其次为腹痛、厌食、乏力、呕吐、性欲和味觉减退；几乎总有指（趾）甲的改变、脱发及色素沉着。实验室检查有贫血、低白蛋白血症、吸收不良和电解质紊乱。

该病治疗主要是对症处理、补液、补充营养物质、保持水电解质平衡，少数病人应用皮质激素、同化激素、抗生素和外科大量切除肠段使病情得到缓解。一般说来，外科手术仅适用于严重的并发症，如大量出血、脱垂、肠套叠、肠梗阻和明显恶变者或病变肠段较短者。

该病的息肉不一定全属腺瘤性，也可以是错构瘤，与儿童息肉相似，该病有恶变可能，但很少癌变。发病年龄较晚，多在 50~60 岁。

肠道肿瘤

什么是息肉

息肉是指人体组织表面长出的多余肿物，也是良性肿瘤的一种。现代医学通常把生长在人体黏膜表面上的赘生物统称为息肉。生长在皮下的囊肿、脂肪中的脂肪瘤、肌肉内的肌瘤等，也可引起体表的隆起，但不属息肉范畴。大肠息肉是指结肠和直肠黏膜表面突向肠腔的隆起物。大肠息肉的 2/3 生长在直肠和乙状结肠。

大肠息肉只是个统称，医学上根据大肠息肉的病理性质，将其分为 4 种：a. 腺瘤性息肉，也有称大肠腺瘤，这里的瘤与息肉是同一意思。临床这类息肉最多，90％以上分布在直肠，包括管状腺瘤、绒毛状腺瘤、家族性息肉病等。b. 错构瘤性息肉，包括儿童性息肉、黑斑息肉病等。c. 炎性息肉，包括溃疡性结肠炎、克罗恩病、痢疾等各种炎性肠道疾病引起的息肉。d. 增生性息肉，又叫化生性息肉。

患腺瘤性息肉的病人大肠癌的危险性增加，摘除后危险性就降低。腺瘤性息肉体积增大时、癌肿的频率也增加。从组织学上发现了腺瘤－癌演变的过程。组织学检查发现大肠癌常有残留的腺瘤组织，伴有腺瘤率，约为 10％，又叫哨兵息肉，这种情况比一般的人群高 5 倍。腺瘤病人同时患癌率为 1.5％~5％，相继患癌率达 5％~10％。在遗传性大肠息肉病病人中两者并存。所以认为除了溃疡性结肠炎恶变外，大肠癌均起源于腺瘤性息肉。

腺瘤癌变与哪些因素有关呢？一般认为与腺瘤性息肉的大小、外形、位置、数目、生长速度、病理类型及年龄等有关。瘤体直径小于 1 厘米者癌变率 1%，大于 2 厘米者 50%，大于 4 厘米者 60% 以上，说明瘤体越大，癌变率越高；广基息肉较有带息肉易癌变；位于远段结肠、乙状结肠者癌变率高；数目增加、短期迅速长大以及病人年龄越大者，癌变率也随之增加。另外，腺瘤的病理类型也与癌变率有关。

大肠息肉手术后会复发吗

部分直肠息肉按组织学表现和病理性质，有复发的可能，如管状腺瘤、幼年息肉、绒毛腺瘤等。手术痊愈出院后，一方面要避免各种诱发因素，提高生活质量，以免息肉的再生；另一方面，要定期到医院检查，通过医生运用检查手段，来排除息肉是否复发。同时，听从医嘱，进行随诊，这样才能及时发现问题，早日采取治疗措施。一般说来，手术后，结肠直肠息肉的复发率在 1 年内最高，以后降低，5 年后少见。总之，至少 5 年内的复发就诊、定期检查是必要的，切不可随随便便，听之任之。

大肠癌的发生与哪些因素有关

大肠癌包括结肠癌与直肠癌，是常见的恶性肿瘤。该病以男性较多见，男女之比约 1.65∶1，发病年龄约 75% 在 31~60 岁，发病高峰在 45 岁左右，30 岁以下的青年型大肠癌也并不少见。该病在我国的发病特点为：大肠癌的发病年龄比欧美约提前 10 年，且青年型大肠癌比欧美多见；大肠癌常见于结肠下段，国内所见约近半数位于直肠，比欧美直肠癌的发生率为高。

大肠癌的病因尚未明确，可能与下列因素有关。

① 饮食因素：大肠癌的发病情况在不同国家、不同地区差异很大，一般认为高脂食谱与食物纤维不足是主要发病原因。高脂肪饮食，特别是含有饱和脂肪酸的饮食，食后使肠内的胆酸、胆固醇量增加，在肠道细菌的作用下，此两者的代谢产物可能为大肠癌的致病物质。食物纤维（如纤维素、果胶、半纤维、木质素等）能稀释肠内残留物，增加粪便量，使粪从肠道排空加快，减少致癌物质和大肠黏膜接触的机会，故进食富含纤维的食物可减少大肠癌的发病机会。

② 结肠息肉：据统计，大肠癌的发病率在有结肠息肉者高出无结肠息肉者约 5 倍。结肠息肉主要为管状腺瘤与乳头状腺瘤（也称绒毛状腺瘤）。组织病理学证实，结肠腺瘤可癌变，尤其是乳头状腺癌的癌变率可达 40%~50%，家族性多发性结肠息肉病，癌变发生率更高。

③ 慢性大肠炎症：溃疡性结肠炎的大肠癌发生率高于正常人群 5~10 倍，慢性细菌性痢疾、慢性阿米巴肠病以及克罗恩病发生大肠癌者比同年龄对照人群高。据认为，在炎症增生的过程中，常可形成炎性息肉，进而发生癌变，但所需时间较长，比结肠息肉的大肠癌发生率为低。女性生殖系癌经放射治疗后，常引起放射性直肠结肠炎，少数可发生癌变。慢性血吸虫病因肠壁虫卵沉积与毒素刺激，可能导致肠黏膜慢性溃疡、上皮增生、炎性息肉形成，进而引起癌变。

④ 其他因素：亚硝胺类化合物可能是大肠癌的致病因

素之一。钼是硝酸还原酶作用中不可缺少的成分，当土壤中钼含量减少或缺乏时，可使植物中的硝酸盐积聚，硝酸盐是形成亚硝胺的前身。原发性与获得性免疫缺陷症也能成为该病的致病因素。

大肠癌有哪几种形态

大肠癌大体形态有以下几种

① 隆起型（又称息肉型）：较多见，癌个体大，质软，又称髓样癌。肿瘤的主体向肠腔内突出，呈结节状、息肉状或菜花样隆起，表面可有糜烂与小溃疡，易溃烂出血。癌体境界清楚，有的有蒂。可发于结肠任何部位，多发于右半结肠，特别是盲肠。

② 单纯溃疡型：癌体一般较小。癌体早期出现糜烂坏死，形成溃疡，边缘有结节状突出，其周围无明显浸润，溃疡底可深达肌层，甚可穿透肠壁侵入邻近器官和组织，并易引起出血。

③ 浸润溃疡型：系在隆起的癌体上有坏死与溃疡，癌肿多沿肠壁浸润，形成环形狭窄。

第2、3两型均为溃疡型，最常见，可见于结肠各段，以下段结肠与直肠多见。

④ 弥漫浸润型：又称硬癌，较少见。肿瘤向肠壁各层弥漫浸润，伴纤维组织异常增生，肠壁增厚，并形成环形狭窄。本型易引起肠梗阻，好发于直肠、乙状结肠。

在显微镜下，大肠癌的细胞形态有许多变化。不同的形态往往与大肠癌的恶性程度及病人的治疗效果有关。根据细胞的种类可将大肠癌分为以下几种：

① 腺癌：腺癌占大肠癌的多数。依据细胞的成熟程

度，一般还可分为高分化、中分化、低分化和未分化 4 种。分化程度越高，癌细胞的形态和组织结构越接近正常，恶性度也越低。

② 黏液腺癌：这种大肠癌在我国较为多见，易见于年轻的大肠癌病人。其特征是癌细胞分泌较多黏液，多见于年轻的大肠癌病人。这类大肠癌的恶性程度相对较高，转移发生早，预后差。

③ 未分化癌：这是大肠癌中恶性度最高的细胞类型。其细胞形态和组织结构与正常的大肠黏膜相差甚远。容易侵入肠壁间的小血管或淋巴管造成转移，治疗效果很差。

此外，还有很少见的大肠鳞状细胞癌和棘细胞癌。这两种形态的癌细胞在肛管癌和肛周癌中很常见，恶性程度相对较低。

什么是大肠癌的 Dukes 分期

大肠癌分期的目的在于确定不同时期的肿瘤与病人预后的关系。目前，Dukes 分期不仅用于直肠癌，也用于所有大肠癌。这是一种科学、简便、实用性强的分类方法。虽然许多人也提出各自分类，但都遵守 Dukes 分期的基本原则。其基本内容如下：

Dukes A 期：肿瘤局限于大肠壁；

Dukes B 期：肿瘤直接侵犯直肠或结肠周围组织，但无淋巴结转移；

Dukes C 期：肿瘤所在的区域淋巴结有癌转移；

Dukes D 期：大网膜及腹膜肿瘤细胞种植或有外科手术无法切除的远处转移。

大便隐血试验在大肠癌诊断中有哪些意义

大便隐血试验是采用生物化学法检查隐藏在大便中的血红蛋白，间接判断胃肠道内是否有出血的常用检测手段。由于大肠多伴有持续性的出血，约80%的大肠癌病人大便隐血试验可呈阳性反应。与其他大肠癌标志物相比，大便隐血试验是早期发现大肠癌的最好方法。它具有无痛、简便、费用低的特点，尤其适用于大规模无症状人群的普查。大便隐血的检查方法有许多种，不同的方法检测的灵敏性和特异性各不相同。有的灵敏性很高，带来的问题是容易出现假阳性结果。有的特异性较高，结果也较为可靠，但因敏感性差，容易使有些病人漏诊。这些缺陷的存在使大便隐血试验在大肠癌的诊断中仅适用初筛，不能仅凭这些结果来确定或排除大肠癌的存在。为提高诊断的准确性，目前已有人建立了大便隐血免疫学检查方法，正在一些医院采用。

抽血能检查出大肠癌吗

抽血检查癌症主要是检查肿瘤的标志物，间接确定肿瘤的存在。与大肠癌有关的标志物主要是癌胚抗原（CEA）和癌基因等，其中CEA的应用最为广泛。CEA对诊断结肠癌有一定的特异性。CEA升高可能提示结肠癌的存在，但多见于大肠癌的晚期、肿瘤侵犯周围器官、血管、淋巴管或肝脏时，早期大肠癌CEA升高并不明显。其他肿瘤病人甚至正常人也有可能升高。另一方面，CEA检测大肠癌的灵敏性较低，即其结果正常也不能排除大肠癌的存在。因此，医生多将 CEA 检查结果作为大肠癌诊断的参考指标，不是决定指标。常用于大肠癌的普查、手术或化疗效果检测、术后复发或转移的判定、无症状隐匿复发病灶是否需手术探查的参考指征。

大肠癌病人为什么要进行肿瘤组织活组织检查

大肠癌病人手术、放疗、化疗之前，仅有前述的各种检查结果是不够的，确定肿瘤性质的决定性依据是病理学判断。肿瘤组织活检是指通过钳取、切取、穿刺或收集脱落细胞等方法获取肿瘤组织，并进行病理学检查的方法，可确定其是否为恶性肿瘤及其种类。由于组织钳取等方法有一定的局限性，有时一次活检不能确定肿瘤的性质。此时，医生对高度怀疑有大肠癌的病人不惜多次进行肠镜检查，直到最后确诊为止。即使有经验的外科医生也不可能仅根据纤维或电子结肠镜或结肠造影等检查做出大肠癌的最后诊断。手术、放疗等治疗大肠癌的方法对人体有一定程度的损害甚至危险，这就要求在决定采用这些方法治疗时必须十分慎重，诊断上不能有任何失误。若将一位直肠良性病变的病人误诊为直肠癌而施行包括切除肛门的根治性手术，对病人和医生都将是巨大的不幸。从这个意义上来说，为术前获得病理诊断所付出的代价是值得的。

大便出血就是患了大肠癌吗

大便出血并不是大肠癌独有的症状。事实上，绝大多数大便出血均来自肠道的良性疾病，大肠癌仅占其中很少一部分。引起大便出血的原因很多，以痔疮肛裂、幼年型直肠息肉、大肠腺瘤等较为常见。此外，大便出血还需与上消化道出血及全身性疾病（如血液病）所致的肠道出血相鉴别。大肠癌极易与其他导致大便出血的疾病相混淆。应特别提及的是痔疮和痢疾，因为大肠癌病人常被误诊为这两种疾病而失去宝贵的治疗时机。痔疮是最常见的便血原因，其出血与排粪有关，多在排粪后或便后呈滴状或喷射状，色泽鲜红，有时伴有痔核脱出肛门及相关的不适、疼痛等症状。直肠镜检查可见痔核。痢疾是急性肠道传染病，由痢疾杆菌而引起，表现为腹痛、腹泻、里急后重、脓血便，还可伴有发热等全身感染症状，治疗后症状迅速消失。少数病人治疗不当可迁延不愈，形成所谓"慢性痢疾"，可有反复发作的腹泻、黏液便、脓血便、大便出血等与大肠癌相似的困难，误诊的原因多为未进行全面的检查。杜绝误诊的关键是进行系统的大肠检查，医生对大便出血的病人不要轻易作出痔疮或慢性痢疾的诊断。

癌胚抗原（CEA）升高是癌变吗

癌胚抗原（CEA）首先在结肠癌病人血清中发现，一度被认为是消化道癌肿尤其是结肠癌的特异性免疫学表现。但以后发现某些良性疾患尤其是肝病时，循环内 CEA 也常升高，故认为其特异性不强。a. 原发性肝癌时血清 CEA 常升高；各种原发癌（特别是结肠、肺和乳房）肝转移时，CEA 水平较无肝转移者为高。近年来研究发现，各种来源的肝转移性癌肿组织内均有大量 CEA 存在。b. 良性肝病也常有 CEA 升高，一般为 2.5～5 微克/毫升，罕有超过 10 微克/毫升者。在各种肝病中，以乙醇性肝病时升高者最多，特别是伴有活动性肝细胞损害病例；胆道疾患时血清 CEA 也可升高。癌胚抗原（CEA）升高需要引起注意，但不一定都是癌变。

大肠癌确诊后必须进行手术吗

大肠癌确诊后，手术治疗应是首先考虑的选择。但是手术切除也有其禁忌，即并非所有大肠癌都适合手术。最常见的禁忌证是大肠癌并发远处多发性转移，如多发性无法切除的肝转移、骨转移、腹腔内广泛转移及锁骨上淋巴结转移等。出现上述情况后，手术已不能达到治疗效果，有时还会加重病人的痛苦。此外，对较严重的心、肺、肾、脑等器官功能不全或衰竭、不能胜任麻醉和手术的病人来说，手术可能直接带来生命危险，应列为禁忌。不同的医院、不同的医生对这些器官功能障碍的处理能力可能不同，手术指征掌握上也有可能不同。随着医学的进步，这方面的范围已较前缩小。

怎样早期发现大肠癌

早期大肠癌可以无任何症状。随病情发展，依其病变所在部位，产生不同的临床表现，如排便习惯或性状改变，便次增多，粪带血及黏液，粪条变细，肛门坠、胀痛感，里急后重，便秘或腹泻及腹痛，肠梗阻症状，可以出现消瘦、乏力、贫血等全身症状。癌生长部位及病理类型不同，症状出现的先后顺序各不相同。右半结肠癌多以贫血、腹块、腹痛、乏力等全身症状为临床表现。很少有突发便血就医，少数有便秘、便频等症状出现。左半结肠癌粪便带血、黏液、便频，引起肠梗阻的较右半结肠癌多见，可有腹痛、腹胀等症状，贫血较右半结肠癌少见。直肠癌早期症状是排粪习惯改变，即原有规律排粪的人变成无规律性，出现便秘或便次数增多，排不尽感，便后肛门仍感不适。其后表现为粪便带血，便血及黏液，随病情发展出现直肠刺激症状，便意频，便次多，肛门坠感，里急后重。如侵犯组织可产生相关症状。直肠癌病人多有这些症状，常以"慢性菌痢"、"肠炎"而误诊。

由于大肠癌缺乏特异性临床表现，加之病人对此认识不足，自我保健意识较差或讳疾忌医，就诊较晚。常以"痢疾、肠炎、痔疮"等疾病自行用药物治疗，待无效时才无奈就诊于内科或外科，医生对大肠癌的警惕性不高或受本科室常见病、多发病的思维定势影响也易造成误诊。不同病理分期的预后差异大。当有以上症状时，应及时到专科医院就医，以免耽误病情。

大肠癌有哪些危险人群

目前，医学界已知的是某些疾病与大肠癌关系密切，患这些疾病的人被称为大肠癌的高危人群。

① 大肠息肉：息肉是从肠黏膜上长出来的一种赘生物，大小、形状、数目、部位各异。病人中 40 岁以上的中老年人较多，随着年龄的增加息肉也在增多，依靠结肠镜即可确诊此病。息肉视其来源主要分为腺瘤性和增生（炎症）性两大类。已知腺瘤性息肉，尤其是多发性的和直径大于

1 厘米的腺瘤性息肉癌变危险性较大，被称为大肠癌的癌前病变，必须摘除干净；即便已经根治了腺瘤性息肉的病人，也要定期复查，以观察是否复发。

② 溃疡性结肠炎：不是一般说的结肠炎，而是以反复发作的脓血便为主要症状，结肠镜检可见"口疮"样溃疡的结肠炎。溃疡性结肠炎发生癌变的概率比正常人高 5~10 倍，特别是未成年时就发病，而且病变一直在活动、病变范围广泛、病程在 5 年以上的人，癌变危险性更大。值得注意的是，近年来我国溃疡性结肠炎病人明显增多，由此引发的癌症病人也在增多。

③ 日本血吸虫病：该病流行于我国南方长江以南地区。血吸虫的虫卵长期存在于大肠黏膜中刺激肠黏膜而导致癌变。血吸虫病重灾区与无此病地区相比，大肠癌的检出率要高 12.3 倍。

④ 盆腔接受过放射治疗者：子宫、卵巢癌病人常要接受放疗，其直肠癌的发生率比常人高出 4 倍，尤其是放疗 10 年后、放疗剂量较大的病人。

⑤ 以前患过大肠癌者：2%~11% 的大肠癌病人在治疗第一个癌灶后又发生第二个原发大肠癌灶(不是复发)，这称为异时多发。所以说，病人不要因已经治疗过就高枕无忧，要定期复查。以往接受过卵巢癌、乳腺癌手术，或施行过输尿管乙状结肠吻合术的人也是大肠癌的高发人群。

⑥ 大肠癌病人的家庭成员：有大肠癌家族史者大肠癌的发生率比无家族史者高 3 倍，除遗传因素外，可能与相同的饮食习惯有关。

⑦ 其他：胆囊切除术后的病人、小肠吻合术后的病人、石棉加工业与纺织业的工人也是高危人群。

医生对肠道疾病病人
会进行
哪些诊断治疗

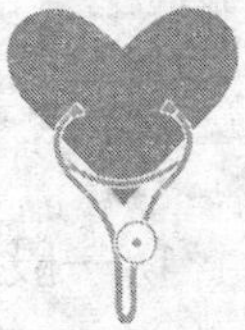

姓名 Name ________ 性别 Sex ____ 年龄 Age ______

住址 Address ________________________

电话 Tel ________________________

住院号 Hospitalization Number ________________

X 线号 X-ray Number ________________

CT 或 MRI 号 CT or MRI Number ________________

药物过敏史 Histoiy of Drug Allergy ________________

患了急性胃肠炎有哪些治疗措施

① 一般治疗:患病后应卧床休息,初 24 小时给予流质饮食,多喝开水,严重者暂时禁食,症状缓解后可进稀饭。

② 对症治疗:呕吐时可给予甲氧氯普胺(胃复安),每次 10 毫克,一日 2~3 次肌注。腹痛时,山莨菪碱(654 -2)每次 10 毫克,一日 3 次口服,或阿托品,每次 0.3 毫克,一日 3 次口服,或普鲁本辛,每次 15 毫克,一日 3 次口服。腹泻频繁者可适当使用复方苯乙哌啶或思密达(蒙脱石散)止泻。对于恶心、呕吐、腹泻较重者,加强补液治疗,并注意补充电解质以纠正电解质紊乱。

③ 抗生素治疗:轻症急性胃肠炎一般经积极对症治疗后可好转,一般不需抗生素治疗。如由肠道细菌感染引起者,病情较重或有并发症者应及时使用抗生素。可用依诺沙星、氧氟沙星、环丙沙星等喹诺酮类药物及复方新诺明均有效。

中药治疗:可酌情用保和丸、藿香正气丸。

患了急性阑尾炎有哪些治疗措施

家庭中可按下列方法应急处理急性阑尾炎。a. 应卧床休息，暂禁食。b. 腹痛剧烈时，可采取左侧卧位以减轻疼痛。c. 呕吐频繁时，头应偏向一侧，防止呕吐物误入呼吸道而发生窒息。d. 休克病人应平卧、头稍低，及时清除口腔中异物，保持呼吸道通畅。e. 经上述紧急处理后速送医院进一步治疗。

目前急性阑尾炎的治疗方法如下：

① 普通外科手术：绝大多数急性阑尾炎一旦确诊，应早期行阑尾切除术。术前可应用抗生素，有助于防止术后感染的发生。

② 腹腔镜手术：腹腔镜下阑尾切除具有损伤少、痛苦轻、术后恢复快和安全有效、并发症少等优点。

③ 内科保守治疗：对于单纯性阑尾炎以及急性阑尾炎的早期阶段，或合并其他严重器质性疾病不能行手术治疗者，采取保守治疗。主要治疗手段包括选择有效的抗生素和补液治疗。

患了急性细菌性痢疾有哪些治疗措施

① 一般治疗：饮食以少渣易消化的流质或半流质为宜。

② 抗生素治疗：抗菌药物的广泛应用，痢疾杆菌耐药菌株逐渐增多，常用抗菌药物的疗效显著降低，故粪便培养检得致病菌时需及时作药敏试验，以指导合理用药。目前常用的药物有：a. 磺胺药：磺胺药与甲氧苄氨嘧啶联合应用可起协同作用。如复方新诺明片剂（每片含磺胺甲恶唑400 毫克、甲氧苄啶 80 毫克），服法为每日 2 次，成人和 12 岁以上的儿童每次 2 片；5～12 岁儿童每次服儿童片（每片含 SMZ 100 毫克、TMP 20 毫克）2～4 片，每日 2 次；2～5

岁每次服儿童片1~2 片;2 岁以下每次服糖浆(每毫升含 SMZ 200 毫克,TMP 40 毫克)0.5 毫升。疗程 6~7 天。有严重肝肾疾患、对磺胺过敏以及白细胞减少者忌用。由于近年来耐药菌株日渐增多,如疗效差或无效时,即应改用其他抗菌药物。b. 喹诺酮类:对痢疾杆菌有较强的杀灭作用,而且与其他抗菌药物无交叉耐药性。不良反应有轻度胃肠道反应。c. 氟哌酸:近年来氟哌酸已广泛应用于临床,疗效优于吡哌酸,无明显不良反应。成人每次 0.2~0.4 克,每日 4 次口服;儿童每日 30~40 毫克/千克,分3~4 次口服。d. 氟啶酸、氟嗪酸:作用更好,唯价格偏高,重症者可酌情选用。e. 环丙沙星、左旋氧氟沙星及司帕沙星:主要用于重症病人。喹诺酮类药物治疗菌痢效果好,不良反应小。但该药影响骨骺发育,故孕妇、儿童及哺乳期妇女不宜使用。

③ 中药:a. 黄连素:每次0.2~0.4 克,每日 4 次,儿童酌减。b. 穿心莲:研粉,每次1.5 克,每日3 次。c. 抗炎灵:每次4~6 片,每日3 次。

患了慢性细菌性痢疾有哪些治疗措施

慢性细菌性痢疾需要长期、系统的治疗。

① 一般治疗:平时注意劳逸结合,症状明显时要卧床休息。应给予少渣、富有营养、易消化、无刺激性食物。对病情较重、营养不良的病人可输血,并积极治疗胃肠道慢性病和肠道寄生虫病。

② 抗生素的应用:应尽可能多次进行大便培养及细菌药敏试验,必要时进行乙状结肠镜检查,作为选用药物的参

考。大多数人主张联合应用2种不同类型的抗菌药物，剂量应充足，疗程需较长，且需重复1~3个疗程。常用药物同急性细菌性痢疾用药。

③ 灌肠疗法：可使较高浓度的药物直接作用于病变部位，以增强杀菌作用，并刺激肉芽组织新生。可用5%大蒜浸液或0.5%~1%新霉素100~200毫升或0.5%卡那霉素100毫升，每晚保留灌肠一次，10~14天为1个疗程。为防止肠道对药物的过敏，增加肠道内药物的渗透性，促进溃疡愈合，有人主张在灌肠溶液中加入0.25%普鲁卡因溶液、氢化可的松25毫克或中药锡类散。

④ 肠道菌群失调的处理：发酵型肠道菌群失调，应限制乳类和豆制品。大肠杆菌数量减少时，可给乳糖和维生素C；肠球菌减少者，可给予叶酸。可服乳酶生（含厌氧乳酸杆菌）4~6克，或枯草杆菌片剂（每片含菌50亿个）、米雅BM片剂（80~120毫克），或培菲康胶囊（0.6~1.2克），或用枯草杆菌溶液100~200毫升（每毫升含活苗3亿个）灌肠，每晚1次，疗程为2~3周，以促使厌氧菌生长，重新恢复肠道菌态平衡。

⑤ 菌苗治疗：应用自生菌苗或混合菌苗，隔日皮下注射一次，剂量自每日0.25毫升开始，逐渐增至每日2.5毫升，20天为1个疗程。菌苗注入后，可引起全身性反应，并导致局部充血，可促进局部血流，增强白细胞吞噬作用，也可使抗生素易于进入病变部位而发挥效能。此外，也可试用噬菌体治疗。

慢性细菌性痢疾的总体治疗效果尚欠满意。如有显著症状、大便培养阳性，需隔离治疗。鉴于慢性细菌性痢疾病程较长，其急性症状常有自然缓解倾向，必须反复进行大便培养才能判断治疗效果。

患了沙门菌感染有哪些治疗措施

对该病的治疗，主要是对症处理和针对病原治疗。

① 对症处理：胃肠炎病人应以维持水、电解质平衡为重点，辅以必要的对症处理。轻、中度失水可口服葡萄糖－电解质溶液，重度失水需静脉补液。情况改善后再改用口服补液。对年老、年幼或虚弱者应积极处理，对中毒症状严重并有循环衰竭者，应注意维持有效血容量，必要时可采用肾上腺皮质类激素。禁食后腹痛、腹泻常可显著改善。重症病人可试用抗分泌的药物，如黄连素、氯丙嗪、普萘洛尔（心得安）、葡萄糖酸钙、吲哚美辛（消炎痛）等。解痉剂以短期应用为宜。

② 针对病原治疗：对无并发症的胃肠炎型病人，不必应用抗菌药物。因为应用抗菌药物并不能缩短病人的病程，反而促使肠道产生耐药菌株，使排菌时间延长，造成治疗上的困难。

对严重的胃肠炎或老年人、婴幼儿（尤其是4个月以下的婴儿）、营养不良、同时合并有慢性疾病或免疫缺陷者，应加用相应的抗菌药物。对胃肠道外感染及败血症型、伤寒型、局部化脓感染型，应予抗菌药物全身应用。

以往对沙门菌感染一般选用氯霉素、复方新诺明、氨苄青霉素或羟氨苄青霉素等，且大多于用药后4~6天热退。但有些病人可出现复发，不过再次给药仍然有效。近年来病原菌耐药现象不断增加，最好能参照药敏结果选用适当抗生素。目前，临床常用第三代氟喹诺酮类抗菌药及第三代头孢菌素，如环丙氟哌酸、氟嗪酸、洛美沙星等，常有较好的疗效。

恢复期带菌者无需抗菌治疗。

患了霍乱有哪些治疗措施

霍乱早期死亡原因主要由于严重失水引起的低血容量休克和严重的代谢性酸中毒，及时和适当补充液体和电解质，是取得满意疗效的关键。

1. 常用的液体种类

① 541 液：每 1 000 毫升溶液中含氯化钠 5 克、碳酸氢钠 4 克、氯化钾 1 克。此液的电解质浓度与大便丧失的电解质浓度相似，为等渗溶液，是目前治疗霍乱脱水的首选液。若在此溶液 100 毫升中加入 50%葡萄糖 20 毫升，则为含糖 541 液，可防止低血糖。

② 其他：2∶1盐水碱液（2 份生理盐水和 1 份 1.4%碳酸氢钠溶液）、生理盐水及腹泻治疗液（每升含葡萄糖 8 克、氯化钠 4 克、醋酸钠 6.5 克、氯化钾 1 克）。

③ 口服补液盐：每升中含葡萄糖 20 克、氯化钠 3.5 克、碳酸氢钠 2.5 克、氯化钾 1.5 克。

2. 补液的具体方法

对轻、中型病人可口服补液，对重症病人应先予以静脉补液，待休克纠正，一般情况改善后，再改为口服补液。

在静脉补液过程中（尤其是快速补液期间），应注意观察病情变化，如皮肤黏膜的干燥程度、皮肤弹性以及血压、脉搏、尿量等的恢复情况，随时调整补液量及输液速度。如病人出现急性肺水肿或心力衰竭症状，应立即停止输液，并作出相应处理。

3. 抗菌疗法

抗菌疗法能缩短泻吐期及排菌期，减少腹泻量及带菌

率,常用药物如下:

① 四环素:成人每次0.5克,每日4次,连服3日。

② 诺氟沙星(氟哌酸)或氧氟沙星(氟嗪酸):成人每次0.2~0.4克,每日3次,连服3日;儿童每日30~40毫克/千克,分3次口服。

③ 复方磺胺甲基异恶唑(复方新诺明):成人每次2片,每日2次;小儿按每日50毫克/千克,分2次口服,连服3日。少尿者慎用。

④ 氯霉素、巴龙霉素等其他非喹诺酮类药物皆可采用。

患了伪膜性肠炎有哪些治疗措施

① 首先应立即中止使用所有抗菌药物。

② 纠正水、电解质紊乱:有脱水、电解质失衡和酸中毒者,应及时静脉补充足量的液体和钾盐等。补液量应根据失水程度决定,或口服葡萄糖盐水补偿氯化钠的丢失,纠正电解质失衡及代谢性酸中毒。

③ 纠正休克:休克症状者,应及时补充血容量,可输入血浆、白蛋白或全血。如有低血压,可在补充血容量基础上使用血管活性药物。肾上腺皮质激素可短期小量应用,以改善毒血症症状。

④ 抗生素治疗:难辨梭状芽孢杆菌对万古霉素、不吸收的磺胺药及灭滴灵很敏感。可用万古霉素125~500毫克,口服,每日4次;甲硝唑(灭滴灵)每日1.2~1.5克,口服也可静脉用药;或可用杆菌肽等,疗程为7~14天。

⑤ 调节肠道菌群：严重病例应人工恢复其肠道菌群，可口服乳酸杆菌制剂（如乳酶生）、维生素 C、乳糖、蜂蜜、麦芽糖等扶植大肠杆菌；口服叶酸、复合维生素 B、谷氨酸及维生素 B_{12}，以扶植肠球菌，也可以健康成人粪滤液保留灌肠，引入正常菌群。

⑥ 辅助治疗：消胆胺能与毒素结合，减少毒素吸收，促进回肠末端对胆盐的吸收，以改善腹泻症状。服用方法为每日 3 次，每次 2~4 克。轻型病例停用抗生素后可自行恢复正常肠道菌群。

⑦ 手术治疗：如为暴发型病例，内科治疗无效，而病变主要在结肠，或有显著的肠梗阻、中毒性巨结肠时，可考虑进行结肠切除或改道性回肠造口术。

患了急性出血性坏死性肠炎有哪些治疗措施

该病治疗一般采用内科治疗，治疗原则是减轻消化道负担、纠正水和电解质紊乱、改善中毒症状、抢救休克、控制感染和对症治疗。

1. 内科治疗

① 一般治疗：起病后就应禁食，完全卧床休息，这样有利于胃肠道休息。待呕吐停止、肉眼血便消失、腹痛减轻时，方可进流质、半流质、少渣食，逐渐恢复到正常饮食。恢复饮食宜谨慎，过早摄食可能影响营养状态，延迟康复。腹胀和呕吐严重者可作胃肠减压。禁食期间应静脉输入高营养液，如 10%~15% 葡萄糖液、复方氨基酸液和水解蛋白等。

② 纠正水、电解质紊乱：由于吐泻、进食少，容易发生

脱水、电解质紊乱（如缺钾、缺钠等）和酸中毒。因此，应根据病情合理确定输液总量和成分。

③ 休克：该病易导致休克，是引起病人死亡的主要原因。早期发现休克并及时处理休克是治疗该病重要环节，并应迅速补充血容量，改善微循环。除补充晶体溶液外，应适当输血浆、新鲜全血或人体血清白蛋白等胶体液。血压不升者，可酌情选用山莨菪碱（654 -2）为主的血管活性药物。为减轻中毒症状、抑制过敏反应、协助纠正休克，可静脉使用肾上腺皮质激素，但肾上腺皮质激素有加重肠出血和诱发肠穿孔的危险，用之要谨慎。

④ 抗生素：氨苄西林素、氯霉素、庆大霉素、卡那霉素、多黏菌素和头孢菌素等抗生素，可控制肠道内感染，减轻临床症状。其他止痛、解热、镇静、降温等措施可对症使用。

⑤ 抗毒血清：采用 Welchii 杆菌抗毒血清 4.2 万～8.5万单位静脉滴注，有较好疗效。

2. 外科手术治疗

经内科治疗无效，出现下列情况时可考虑手术治疗：

① 肠穿孔。

② 严重肠坏死、腹腔内有脓性或血性渗液。

③ 反复大量肠出血，并发出血、休克。

④ 不能排除其他急需手术治疗的急腹症者。

手术方法：

① 肠管尚无坏死或穿孔者，可予普鲁卡因肠系膜封闭，以改善病变肠段的血循环。

② 病变严重而局限者可做肠段切除并吻合；坏死或肠穿孔者，可做肠段切除、穿孔修补或肠外置术。

患了小肠结肠耶尔森菌肠炎有哪些治疗措施

① 一般治疗:该病多为自限性,无需抗菌治疗。宜进行适当隔离,粪便及排泄物要消毒,以免疾病传播。有失水者及时补液,以纠正水、电解质,酸碱紊乱。

② 抗菌治疗:对病程较长、有并发症或呈暴发型者,应给予抗菌治疗。此菌对所有氨基糖苷抗生素、多黏菌素、复方新诺明、四环素、呋喃唑酮和诺酮类等均敏感。

患了空肠弯曲菌肠炎有哪些治疗措施

病人大多能自愈,可不予治疗。但未经治疗者,20%可能复发。补充液体、纠正失水和电解质失调,为治疗该病的基本措施。如是婴幼儿、年老体弱者,病情较重,可给予抗菌治疗。

① 一般治疗:对病人的大便应彻底消毒,隔离期从发病到大便培养转阴。发热、腹痛、腹泻重者给予对症治疗,并卧床休息。饮食给易消化的半流食,必要时适当补液。

② 抗菌治疗:该菌对庆大霉素、红霉素、氯霉素、链霉素、卡那霉素、新霉素、四环素族、林可霉素均敏感,可据病情选用。肠炎可选红霉素,成人 0.8~1.2 克/日,儿童每天 40~50 毫克/千克,口服,疗程 2~3 日。喹诺酮类抗菌药,如氟哌酸疗效也佳,但对幼儿可影响骨骼发育。细菌性心内膜炎首选庆大霉素。脑膜炎首选氯霉素。重症感染疗程应延至 3~4 周,以免复发。由于 5%~92% 的菌株能产生

β－内酰胺酶，因而多数青霉素类、头孢菌素类药物无效。

患了麦胶性肠病有哪些治疗措施

对该病确诊后，针对病因进行综合替补疗法，以饮食疗法最为重要。

① 饮食治疗：避免食用含麦胶饮食（如大麦、小麦、黑麦、燕麦等各种麦类），如将面粉中的面筋去掉，剩余的淀粉可食用。原则上以高蛋白、高热量、低脂肪、无刺激性易消化的饮食为主。

② 对症治疗及支持疗法：补充各种维生素 A 族、维生素 B 族、维生素 C、维生素 D、维生素 K 及叶酸，纠正水电解质平衡失调。必要时可输入人体白蛋白或输血。

③ 肾上腺皮质激素：危重病例可静脉滴注促肾上腺皮质激素，或口服强的松或强的松龙，有时能改善小肠吸收功能，缓解临床症状，但停药后常易复发，且长期应用有水钠潴留、加重低钾及骨质疏松等不良反应。

患了热带口炎性腹泻有哪些治疗措施

① 一般治疗：治疗首先给予营养丰富的饮食。适当补液，纠正电解质平衡失调。腹泻次数过多者给予止泻剂，维生素 B_{12}、叶酸治疗时间要持续一年。

② 抗菌治疗：对于严重腹泻者可给予抗生素治疗，口服四环素 250～500 毫克/次，每日 4 次，共 1 个月，随后改为每日 2 次，共 5～11 个月。应用磺胺类药同样有效，每日

琥磺噻唑1.0克，每日4次，口服1个月后，改为每日2次，共5个月。经过治疗后，贫血及舌炎迅速恢复，食欲好转，体重增加，肠黏膜病变有改善，肠黏膜酶活力增加。但有些病例对治疗反应很慢，症状及吸收不良持续很长时间，因此治疗时间要长。

患了肠结核有哪些治疗措施

对肠结核的预防，应着重在肠外结核的早期诊断与积极治疗。广泛进行有关结核病的卫生宣教，教育肺结核或喉结核病人不要吞咽唾液，并保持大便通畅。日常生活中应注意饮食卫生，在公共场所进餐时提倡用一次性碗筷进餐，牛奶应经过灭菌消毒。

肠结核的治疗目的是消除症状，改善全身情况，促使病灶愈合及防止肠梗阻、肠穿孔等并发症。

① 休息与营养：休息与营养可加强病人的抵抗力，是治疗的基础；活动性肠结核须卧床休息，积极改善营养。对消瘦、营养不良和因胃肠症状而妨碍进食者，宜予以静脉内高营养治疗。

② 抗结核治疗：应做到早期、联合、适量、规律和全程用药。为了使病人早日康复，防止耐药性的产生，目前多采用短程疗法，疗程为6~9个月，一般用异烟肼与利福平联合用药；伴严重肠外结核者，宜加链霉素或吡嗪酰胺或乙胺丁醇，三联用药9~12月。

③ 对症治疗：腹痛可用颠茄、阿托品和其他抗胆碱能药物；摄入不足或腹泻严重者，应补充液体与钾盐，防止水、电解质与酸碱失衡。对不完全性肠梗阻的病人，不仅要按上述对症治疗外，还需配合胃肠减压，以缓解梗阻近段肠曲

的膨胀与潴留。

④ 手术治疗：适用于完全性肠梗阻、急性或慢性肠穿孔引起的粪瘘以及肠道大出血等内科治疗无效者。此外，对增生型结核也可考虑部分手术治疗。

该病的预后取决于能否早期诊断治疗。肠结核早期病变是可逆的，经适当治疗可完全痊愈；如果病程已至后期，即使给予合理、足量的抗结核药物治疗，各种并发症也难免发生。

腺病毒胃肠炎有哪些特点

腺病毒胃肠炎的最小发病年龄为 1 个月，绝大多数发生于 3 岁以下的婴幼儿。全年均可发病，但腺病毒胃肠炎一般呈散发性。

腺病毒胃肠炎的潜伏期约 10 天。

① 临床表现：主要为腹泻，量少或多，呈水样便或稀便，少数病人可排出黏液，病程 4~8 天，常伴呕吐。部分病人有呼吸道症状，少数病人发热，病程多自限，排毒时间约 1 周。某些病人失水较严重，个别重度失水者可死亡。

② 实验室检查：诊断该病虽可采用 DNA 限制性内切酶检测法，但此法有一定局限性，不易推广。有人认为采用聚丙酰烯胺凝胶电泳法，既能检测腺病毒，又可检测粪便中轮状病毒，敏感度高于电镜。

③ 治疗方法：对该病的治疗主要是对症治疗，可口服世界卫生组织推荐的口服补液盐，必要时给予静脉补液。

轮状病毒性腹泻有哪些特点

轮状病毒感染后多数无症状，有症状者常为 5 岁以下儿童。潜伏期为 2~3 天，发热、呕吐和腹泻是最常见的早期症状。

1. 临床表现

① 胃肠道症状：多数患儿在病初即可发生呕吐，常先于腹泻，大便次数增多，每日多在 10 次以内，也可达数十次，量多，黄或淡黄色，水样或蛋花汤样，无腥臭味，粪便中钠与氯升高，少数可有呼吸道症状如咳嗽、流涕等。

② 全身症状：常出现脱水和酸中毒症状。据统计 40%~80% 的患儿有脱水，可伴代谢性酸中毒，脱水程度通常不到 5%，约 40% 的患儿脱水可达 10%，个别脱水严重，较大肠杆菌感染、细菌性痢疾为甚。病程 3~8 天，少数较长。成人可有轻度腹泻、稀便、乏力、腹痛和呕吐等症状，有时可伴发肠套叠、Reye 综合征、脑炎、流脑尿毒症综合征或弥散性血管内凝血（DIC）或血清转氨酶升高。

该病为一自限性疾病，极少见死亡，死亡多发生于症状出现 3 天内。

轮状病毒腹泻的诊断，主要根据轮状病毒腹泻多发生于寒冷季节。小儿轮状病毒多侵犯婴幼儿，成人轮状病毒多侵犯青壮年，临床表现具有病毒腹泻特点。

2. 实验室检查

① 粪便大多呈水样，感染后 5 天血清可出现 IgM 抗体，感染后 2~4 周后出现 IgG 或 IgA。

② 粪便透射电镜检查负性染色适用于粪便中有大量病毒颗粒，未能确定病毒血清型者，是最常用的实验诊断方法之一。粪便免疫电镜检查也可检出轮状病毒颗粒，敏感性较高。

③ 酶联免疫吸附：是目前多数实验室选用的方法，有高度敏感性和特异性；多决定簇酶快速免疫测定法，分别用

于轮状病毒不同抗原决定簇的固相抗体与酶标抗体进行检测，费时少。

3. 治疗措施

目前尚无特效的抗病毒药物用于治疗该病，可试用干扰素等抗病毒药物，但疗效尚不肯定。有人早期采用病毒唑治疗，可缩短病程。对于该病的治疗主要是给予支持和对症疗法，根据脱水程度补液，绝大多数病人可很快恢复。对反复呕吐或严重脱水者可先给静脉输液。

4. 预防措施

为了预防该病的发生，6～24 月龄的婴幼儿可口服含有各型轮状病毒的减毒疸苗，可刺激局部产生 IgA 抗体，以达到预防感染的目的。应用减毒轮状病毒疫苗是现阶段最有希望的预防方法。

诺沃克病毒性腹泻有哪些特点

诺沃克病毒大小约 27 纳米，为一微小病毒，含脱氧核糖核酸，为发达国家流行性胃肠炎的主要病原，常可引起急性腹泻。

该病全年均可发生，以秋冬季较多，多见于 1～10 岁小儿。常于学校、托儿所、文娱团体、军营或家庭中发生流行。生食海贝类及牡蛎等水生动物，是该病毒感染的主要途径，也可能经呼吸道传播。成人有诺沃克病毒抗体者为 55%～90%，旅游者腹泻中约 6% 为诺沃克病毒所致。该病潜伏期为 1～2 天。

1. 临床表现

① 呼吸道症状可有发热和咽痛、流鼻涕、咳嗽等。

② 消化道症状：出现轻重不等的腹泻和呕吐，1 日内呕吐数次，大便次数增多，5～10 次不等，大便色黄或淡黄色，水样或蛋花汤样，无腥臭味，成人大便呈稀水样糊便，偶带黏液，伴有腹痛，吐泻频繁者可发生脱水及酸中毒。也只发生呕吐或腹泻者。病情较重者可有头痛、肌痛、全身酸痛、胃排空延缓。该病为自限性疾病，病程较短，症状一般持续 1~3 天，以病初 1～2 天经大便排出的病毒最多，发病 3 天后即很少检出。

2. 实验室检查

该病的诊断主要依据流行病学资料、临床表现，以及从病人粪便和呕吐物中找到病毒颗粒。如用放射免疫法检测到诺沃克病毒的 IgM 抗体即可早期诊断。

3. 治疗

目前尚无特效的抗病毒药物，治疗主要是对症治疗或支持疗法。脱水是病毒性胃肠炎致死的主要原因，故对严重病例，尤其是幼儿及体弱者应及时输液，纠正水、电解质、酸碱平衡失调，或口服世界卫生组织推荐的口服补液。

4. 注意事项

① 由于小肠吸收功能受损，在发病早期忌饮牛奶或含糖饮料、食物等。

② 个别病人在临床症状消失后，可继续自肠道排出病毒长达 1 月之久，要注意个人卫生及隔离。

患了放射性肠炎有哪些治疗措施

对该病主要采取支持疗法与对症治疗。

① 急性期应卧床休息。

② 饮食应限制纤维素摄入，避免进食麸质、牛奶及乳糖。腹泻严重者采用不含麸质和乳酸的要素饮食，可望取得良好的效果。

③ 由胆盐吸收不良引起的腹泻，口服胆酪胺可得到显著疗效。乙酰水杨酸常能有效地缓解腹胀和腹泻，这可能是由于抑制了前列腺素 E 合成之故。

④ 急性损伤时，应用苯乙哌啶、阿托品、普鲁苯辛等药物常有助于缓解症状，但需谨慎用之。有显著里急后重和直肠疼痛者，可应用 2%苯唑卡因棉籽油和微温石蜡油作低位灌肠或温水坐浴。琥珀酸氢化可的松 50 毫克，加入 200 毫升温盐水中作保留灌肠，可用于左半结肠及直肠炎，但需注意皮质激素有抑制纤维化反应的不良反应。国内试用 α_2 巨球蛋白治疗放射性直肠炎，疗效良好。

⑤ 肠出血者，可在内镜直视下压迫止血，或使用止血剂，以去甲肾上腺素 4～6 毫克或苯肾上腺素 10～20 毫克，加入 200 毫升温盐水中保留灌肠。经上述措施仍不能控制，可采用经导管动脉栓塞治疗或手术治疗。

⑥ 严重腹泻、吸收不良和明显消瘦者，可予以静脉高营养疗法。可用脂肪乳剂、复方氨基酸、人血白蛋白等静滴，并加强对脂溶和水溶性维生素的补充。严重贫血者可输血。

⑦ 由小肠感染引起的吸收不良，可口服抗生素。

⑧ 肠狭窄、梗阻、穿孔、瘘管等后期病变，经内科正规治疗无效者，需及时手术治疗。远端结肠病变，可作横结肠造口术以达到永久性或暂时性粪便改道，直肠阴道瘘可自发关闭或作横结肠造口术后关闭。某些有严重盆腔性疼痛的晚期病人，如药物治疗无效，可考虑行骶前交感神经切除术。

患了克罗恩病有哪些治疗措施

该病病因尚不明，目前尚无特殊疗法。一般采用支持疗法和对症治疗。

1．一般治疗

有活动性病变者，应卧床休息，给予合理的生活指导和精神鼓励，避免病人精神紧张、烦恼等不利因素，注意加强营养、纠正代谢紊乱、改善贫血和低白蛋白血症。强调营养支持，一般给予高营养少渣饮食，适当补充多种维生素、叶酸以及铁、钙等矿物质，有时还应补充锌、铜和硒等元素，这些物质是体内酶类和蛋白质的组成成分，具有保护细胞膜的御毒作用。

对严重病例，必要时可输血、血浆、白蛋白及复方氨基酸，甚至给予要素饮食或静脉内全营养。

解痉、止痛、止泻和控制继发感染等也有助于症状缓解。可应用阿托品等抗胆碱能药物，但应警惕诱发肠梗阻的可能。复方苯乙哌啶、洛哌丁胺（易蒙停）有时也可减轻腹泻。

2．药物治疗

① 活动期治疗：在活动期口服水杨酸偶氮磺胺吡啶(SASP)2～6 克/天，分 4 次服用，一般 3～4 周见效；维持量 1～2克/天，一般口服 1～2 年。或口服 5－氨水杨酸(5－ASA)微颗粒，每次 0.5 克，每日 3 次，对结肠病变疗效尤佳。

另外，每天口服强的松 30～60 毫克，10～14 天以后渐减量，直至每日 5 毫克维持。如用 6－甲基强的松龙，开始每天给 48 毫克，逐渐减至每日 12 毫克，维持 2 年。不能耐受口服者，急性期可用氢化可的松 200～400 毫克或促肾上腺皮质激素(ACTH)120 单位静滴,14 日后改口服强的松维持。对直肠病变可用倍他米松 5 毫克或氢化可的松琥珀酸盐 20~100 毫克保留灌肠,还可与 SASP、锡类散等药物一起合并灌肠。

其他药物,如硫唑嘌呤,每日 1.5 毫克/千克体重,分次口服;也可口服 6-巯基嘌呤,对慢性复发病人,疗程约 1 年。还可用环孢菌素 A 及免疫增强剂如左旋咪唑、干扰素、转移因子、卡介苗及免疫球蛋白制剂。

近年来,抗肿瘤坏死因子-α 单抗-英夫利昔用于治疗克罗恩病,其应用的指证为:常规药物治疗不佳者及有瘘管形成者。推荐剂量为 5 毫克/千克体重静脉用药 3 次(0、2、6 周),继以每 8 周 1 次维持,无反应者则停止维持治疗。有活动性感染、心衰和肿瘤病人禁用。

也有报道用灭滴灵、广谱抗生素及抗结核治疗者,但疗效评价不一。

② 缓解期治疗:药物治疗取得缓解后,可用 5-氨水杨酸维持缓解,用药时间 3~5 年。

3. 手术治疗

克罗恩病若有完全性肠梗阻、肠漏与脓肿形成、急性穿孔、不能控制的大出血和癌变等并发症,可行手术治疗。该病半数病例最终需做外科手术切除病变肠段,5~10 年内有部分病例可能仍需再次手术。

患了溃疡性结肠炎有哪些治疗措施

1. 内科治疗

促肾上腺皮质激素、肾上腺皮质激素以及磺胺药,为目前控制该病最有效的药物。

① 肾上腺皮质激素和促肾上腺皮质激素:适用于结肠病变广泛的急性期和严重病例,每日促肾上腺皮质激素20~40单位加入5%葡萄糖溶液500毫升中,静脉滴注(约8小时滴完),或促肾上腺皮质激素乳剂80~1 000毫升单位皮下注射;每日氢化可的松100~300毫克加入5%葡萄糖溶液500毫升中静脉缓慢滴注,通常2周为1个疗程,或口服泼尼松或泼尼松龙20~80毫克/天。经以上剂量治疗,取得满意疗效后,宜逐渐减量,至维持量时,可每晨或隔日一剂,一般服用强的松。待病变完全或基本消退,然后在1~3个月内逐渐减量直至停用。

为了避免长期全身应用肾上腺皮质激素引起不良反应,对病变局限于直肠和乙状结肠远端的较轻型病例,可局部给药。轻症病例和降结肠病变的病例,可采用琥珀酸钠氢化可的松100毫克或强的松龙20毫克加生理盐水,保留灌肠,睡前1次。症状控制后改为每周2~3次,疗程1~3个月。据国外报道,用本法治疗远端结肠炎,有效率为75%;国内使用激素或加中药灌肠,疗效有所提高。直肠病变严重的病例可采用含氢化可的松10毫克的抗菌药物栓剂,每日2次塞入肛门,每次1支;也可作灌肠治疗,但易发生直肠痉挛,不易保留,可于药液中加入普鲁卡因,或用糖皮质激素泡沫剂有助于药液保留。

② 抗感染药物:首选柳氮磺胺吡啶(SASP),该药的治疗机制主要是口服后被结肠细菌分解为磺胺吡啶(SP)与5-氨水杨酸(5-SAS),前者重新吸收代谢后从尿排出,后者在肠道内发挥消炎作用,此药可以减轻发作和减少发作,较适用于慢性期。对于轻度、中度病人,于发作期每日4~6克,分4次口服。病情缓解后改为每日2克,分2次口服,

使用1~2年。有报道,最佳疗效期间是6~24个月,故最长使用2年后即需重新评价疗效。该药对该病治疗有效率一般在80%以上。在服药期间,不良反应有恶心、呕吐、头痛,偶尔引起粒细胞减少症、药疹和产生精液异常导致不育。不良反应发生与药量有关,日用量4克以上者,不良反应显著增多。

目前已有新型口服水杨酸类药,如美沙拉嗪、奥沙拉嗪、马沙拉嗪等问世。通过采用高分子材料膜包衣5-ASA微粒压片制成缓释片,口服后在近端小肠不被吸收,能到达远端小肠和结肠病变处发挥药效,减轻了SASP的不良反应。多用于对SASP不耐受者,能耐受5-ASA,但也有一些病人对两药均不耐受。这些药物的长期用量平均每日1.8克。另外,现在有直接口服的5-SAS制剂,因在小肠吸收起不到治疗结肠溃疡的作用,可用5-SAS 2~4克置于适量溶液中,加肾上腺皮质激素灌肠,每日1次,2周为1个疗程,必要时可重复。对磺胺过敏的病人,可每日口服氨苄青霉素2~4克,或头孢氨苄2~4克。

近年发现该病病人的肠内有某种(或某些)厌氧菌的繁殖,有时在活动期病人的粪内,可检出难辨梭状芽孢杆菌的外毒素,后者可加剧病变和症状。对于这种病情,可采用甲硝唑(灭滴灵)或万古霉素口服来控制症状。

③ 免疫抑制剂:对磺胺药或肾上腺皮质激素治疗无效的病例,有人主张改用或加用其他免疫抑制剂,如硫唑嘌呤或6-巯基嘌呤,剂量均按每日1.5毫克/千克体重计算。但本类药物毒性大,不良反应多,特别是对骨髓的抑制,故使用时必须慎重。用药过程中应定期检查血象,严密观察血液白细胞的改变。当白细胞数减少至5×10^9/升以下,宜减半服用,白细胞数减至3×10^9/升以下者应停药。一

般疗程半年至2年。这些药物对该病的疗效尚未确定，在动物模型中还表明有致癌作用。提示这类药不是常规使用的药物，只有在其他治疗无效的情况下，才有使用的价值。

2. 手术治疗

多数溃疡性结肠炎病人经药物治疗和一般治疗后，病情可获得缓解。也有一些严重发作的病人，病变范围广泛，经内科治疗无效或出现严重并发症，常需外科手术治疗。手术的适应证为：

① 肠穿孔或濒临穿孔。

② 大量或反复严重的出血。

③ 肠狭窄并发肠梗阻。

④ 已有癌变或多发性息肉。

⑤ 急性结肠扩张，经内科治疗无效。

⑥ 结肠周围脓肿或瘘管形成。

⑦ 并发关节炎、皮肤和眼部病变，药物治疗无效。

⑧ 长期内科治疗无效，影响儿童发育。

手术方式有多种，结肠、直肠切除及回肠造瘘术是治疗溃疡性结肠炎的主要手术方式。选择性手术的病死率约3%，术后一般均无复发，绝大多数病人能在术后维持良好的健康状况。对病人选用何种手术方式，应根据病变性质、范围、病情及病人全身情况作出决定。

肠道的寄生虫性疾病

患了阿米巴痢疾有哪些治疗措施

抗阿米巴药物按其作用分3类:a. 组织内杀阿米巴药,如依米丁、氯喹对侵入组织的阿米巴滋养体有杀灭作用。b. 肠内抗阿米巴药,对肠内阿米巴有作用,主要对包囊有杀灭作用,如双碘喹啉、安痢平、二氯尼特等。c. 硝基咪唑类如甲硝唑、替硝唑、二甲硝基咪唑,对肠内和组织内阿米巴滋养体均有杀灭作用。

① 对于急性肠阿米巴病:首选甲硝唑(灭滴灵),口服0.4克,每日3次,10天1个疗程。儿童常规剂量,每日35毫克/千克体重,分3次服,疗程10天。替硝唑也可选用。成人剂量每日2克,1次口服,连服5天。严重的阿米巴痢疾或爆发型阿米巴病选用甲硝唑静脉滴注。

② 慢性肠阿米巴病及无症状的带虫者:选用双碘喹啉成人0.6克,每日3次,15~20天为1个疗程;或喹碘仿成人0.5~1.0克,每日3次,8~10为1个疗程。应注意对碘过敏或患有甲状腺疾病、严重肝病及视神经病变、孕妇等均禁忌使用。

治疗阿米巴痢疾有哪些常用中草药单方

治疗阿米巴痢疾的中草药常用的有鸦胆子、白头翁和大蒜。

① 鸦胆子：采取口服与灌肠并用的方法。口服，成人每次10～20粒；小儿每岁1～2粒，装胶囊吞服，每日3次，7～10天为1个疗程。并用20粒鸦胆子研碎，加入1%小苏打液200毫升，浸泡2小时，作保留灌肠，每日1次，对急慢性阿米巴痢疾有较好的效果。其作用机制主要是鸦胆子及其有效成分对阿米巴原虫有杀灭和抑制作用。

该品对胃肠道及肝肾均有损害，不宜多用久服。胃肠出血及肝肾病病人应忌用或慎用。

② 白头翁：如治阿米巴痢疾，可单用白头翁15～30克，水煎，分3次服，7天为1个疗程。病重者另用本品30～60克，煎水保留灌肠，每日1次，疗效颇佳。白头翁治疗阿米巴痢疾的主要机制是白头翁煎剂及所含皂苷有明显的抗阿米巴原虫作用。

③ 大蒜：大蒜对急、慢性阿米巴痢疾均有效，且防治兼用。可单食大蒜，或用10～15瓣大蒜捣烂，用白糖水冲服。或口服10%大蒜糖浆剂，每次服5～20毫升，日服3次。或用10%的大蒜浸液100毫升保留灌肠，每日1次，连服6日。

患了蛔虫病有哪些治疗措施

1. 首先要进行驱虫治疗

① 苯咪唑类化合物：为广谱驱虫剂，可杀死蛔虫、钩虫等。其杀虫机制为药物对虫体有选择性、不可逆性地抑制其摄取葡萄糖的作用，使虫体内源性糖原耗竭，并抑制延胡索酸还原酶，阻碍三磷酸腺苷产生，致使虫体无法生存与生殖，最终死亡。包括：a. 甲苯咪唑（Mebendazole）：儿童用

量每天为50～150毫克，成人每次100毫克，早晚各1次，连服3天；若未驱尽，3周后可再用第2个疗程。该药驱蛔效果较佳，不良反应少见。大量感染用此药驱虫时，可有腹痛、腹泻，但较轻微。b. 丙硫咪唑（Albendazole）：商品名肠虫清，为新的广谱驱虫剂。剂量为400毫克，一次吞服。疗效达90％以上。但在大规模治疗中，偶有发生口吐蛔虫的反应。c. 左旋咪唑：用量为150毫克，一次服用，该药驱蛔作用不及甲苯咪唑，但较哌嗪为优，不良反应轻微，偶有恶心、呕吐、食欲减退等，少数病人服药后出现肝功能轻度损害。早期妊娠，肝、肾疾患应慎用。d. 噻苯咪唑（Thiabendazole）：成人每千克体重25毫克，早晚各1次，连服3天，日用量不可超过3克，此药已被甲苯咪唑所取代。

② 噻嘧啶（Pyrantel）：商品名抗虫灵、驱虫灵，是广谱抗虫药，能使蛔虫肌肉剧烈收缩，引起痉挛性麻痹。用量为5～10毫克/千克体重，晚1次顿服。不良反应有头痛、头晕、呕吐等，对孕妇、急性肝炎、肾炎、严重心脏病及发热病人应暂缓给药。

③ 驱蛔灵（枸橼酸哌嗪）：成人每次3～4克，儿童每日每千克体重150毫克（最高量不超过3克）睡前顿服，连服2天，便秘者加服泻剂。不良反应轻，偶有眩晕、呕吐、头痛等。此药已少用。

④ 苦楝皮：有效成分为川楝素。实验证明，它能麻痹蛔虫头部，故也有一定的驱蛔效果。用量大时，有毒性作用。成品为川楝素片，成人200～250毫克，空腹顿服，此药目前较少用。有报道氧气驱虫及针灸驱虫，有时有意料不到的效果。

2. 外科治疗

不完全性肠梗阻者先用内科治疗，包括镇静、解痉、止痛及胃肠减压，待腹痛缓解后再驱虫。服用豆油或花生油 80~150 毫升（儿童 60 毫升）可使蛔虫团松解，缓解症状，症状消失后 1~2 天再驱虫。氧气疗法也可使蛔虫松解，出现完全性梗阻时，应手术治疗。

患了钩虫病有哪些治疗措施

① 驱虫治疗：驱钩虫药物种类很多，但尚无较理想的药物，需多次反复治疗才能根治。此外，农村钩虫病病人大多伴有蛔虫等多种线虫感染，以采用广谱驱肠线虫药为宜。如甲苯咪唑、噻嘧啶、丙硫咪唑、左旋咪唑等，用法同治疗蛔虫病。

② 对症治疗：钩虫病有贫血时，驱虫同时应补充铁剂与高蛋白饮食。常用硫酸亚铁，每次 0.3~0.6 克，每日 3 次，服用铁剂时间宜长，以补足组织内储铁。对少数口服铁剂不能耐受，可给予肌内注射铁剂，如右旋糖酐铁，首次为 50 毫克，以后每日或间日注射 100 毫克，总量不超过 2.5~3.0 克，两侧臀部肌肉交替注射。严重贫血伴有胃酸缺乏可加服 10%稀盐酸或胃蛋白酶液。对临产孕妇或贫血严重者，可在驱虫前输少量血或边输血边驱虫。

患了蛲虫病有哪些治疗措施

1. 一般治疗

每晚睡前洗净肛门周围皮肤后，用 10%氧化锌软膏、2%白降汞软膏、10%鹤风油膏或蛲虫药膏（含百部浸膏 30%、龙胆紫 0.2%等）涂布肛周围皮肤上，有杀虫、止痒作用。

2. 驱虫治疗

① 苯咪唑类化合物均有疗效：如丙硫苯咪唑即肠虫清 400 毫克剂疗法，治愈率几乎达 100%，但蛲虫病容易自身重复感染，故在治疗后 2~4 周，再重复治疗 1 次。

② 苄酚宁（商品名扑蛲灵）：儿童每千克体重 5 毫克，成人总剂量不超过 250 毫克，睡前顿服（药片不可咬碎）。为了防止复发，间隔 14 日后再服一剂，疗效佳，不良反应少，偶有恶心、呕吐反应。

③ 噻乙吡啶：成人剂量为 250 毫克，儿童剂量按 5 毫克/千克体重，半空腹 1 次顿服，有显著驱蛲效果。

患了血吸虫病有哪些治疗措施

该病治疗主要是杀虫治疗与对症治疗。

1. 杀虫治疗

以吡喹酮为首选药物。吡喹酮是广谱抗蠕虫药，治疗血吸虫病疗效卓著。急性血吸虫病病人，吡喹酮治疗后，6~12 个月粪便检查阴转率为 90%左右，慢性与晚期病人为 91%~100%。用药方法如下：

① 急性血吸虫病：总剂量按 120 毫克/千克体重计算，分 12 次、4 天服完，体重超过 60 千克者，仍按 60 千克计算，以住院治疗为宜。

② 慢性血吸虫病：一般可采用总剂量 60 毫克/千克体重，分 6 次、2 天服完，或 40 毫升/千克顿服。个别年老体弱者，总剂量可减至 35~40 毫升/千克体重，2 次分服。

③ 晚期血吸虫病：晚期病人多数患夹杂症，药代动力学研究表明，慢性与晚期病人服用吡喹酮后，药物吸收慢、

排泄差，血药浓度明显增高，并维持较长时间，晚期病人血液浓度更高。药物剂量应适当减少和个体化。一般可按总剂量40毫升/千克体重计，一次服完，或分2次1天服完。服药期间应加强观察，服药前后应暂时停用利尿剂。

2. 对症治疗

急性期如有发热，应卧床休息或住院治疗，并补充营养和支持治疗。病情严重者可用肾上腺皮质激素治疗。慢性期以病原治疗为主，有贫血及营养不良者，予以支持治疗。晚期病人应适当休息，给予低盐、高蛋白饮食，增加营养，改善全身状况。对血浆蛋白质明显减低伴高度腹水者，可输血浆或人血白蛋白，并适当利尿。对巨脾型，采用脾切除加大网膜腹膜后固定术。异位性损害，如脑血吸虫病有癫痫症状者，给苯巴比妥、地西泮（安定）、苯妥英钠等控制发作。

患了绦虫病有哪些治疗措施

绦虫病是猪肉绦虫或牛肉绦虫寄生于人体小肠引起的疾病。该病的流行与饮食习惯及猪、牛饲养方法不当有密切关系。绦虫的成虫寄生在人的小肠内，随粪便排出妊娠节片和虫卵被猪、牛吞食后，卵壳在其十二指肠内消化、六钩蚴脱出，钻过肠壁进入肠系膜小静脉及淋巴循环输往全身，以横纹肌为主要寄生部位，发育成囊尾蚴，称囊虫。含囊虫的猪肉称米猪肉。人吃了未煮熟的米猪肉或含囊虫的牛肉后，包囊即被消化，囊虫头节吸附于肠壁，从颈节不断生出节片，2~3个月发育为成虫。成虫在人肠内寿命由数年至20年。

1. 临床表现

绦虫病往往症状轻微，常因粪便中发现白色节片而就医。由于虫体吸取人体养料并刺激肠壁及其代谢产物的毒性作用，使部分病人出现腹痛、腹胀、腹泻、恶心、乏力等症状。牛肉绦虫节片常自动由肛门排出。引起轻微肛门部搔痒，猪肉绦虫活动力常弱，孕节常数节相连地自链体脱落。随粪便排出体外。

2. 实验室检查

粪便中找到虫卵可确诊，部分病例血中嗜酸粒细胞轻度增高。

3. 治疗

① 槟榔、南瓜子合用：槟榔对猪肉绦虫有较强的麻痹作用，能使全虫麻痹瘫痪。对牛肉绦虫仅使头节和未成熟节片麻痹，疗效欠佳。南瓜子能麻痹牛肉绦虫的孕卵节片，单独应用疗效也不佳，与槟榔合用治疗牛肉绦虫治愈率较高，治疗绦虫病时都采用两药合用。早晨空腹南瓜子仁粉60～120克，2小时后服槟榔煎剂（槟榔60～90克，水煎1小时），再过半小时服泻药。一般在3小时内即有完整活动的虫体排出，少数病人可能于下午或次日排出虫体。

② 灭绦灵（Niclosamide 氯硝柳胺）：氯硝柳胺原为杀灭钉螺的药物，但对猪肉及牛肉绦虫均有良好疗效。临床上也用以治疗绦虫病，抗虫效果较槟榔南瓜子为优。该药可抑制绦虫线粒体的氧化磷酸化反应，杀死其头节和颈节，死亡的虫体随粪便排出。剂量为空腹先服1克，隔1小时再服1克，服药时将药片充分嚼碎吞下，饮水量应少，使药物在十二指肠上部即达较高浓度。2小时后服泻药。小儿剂量减半。本品不良反应少，但因对虫卵无作用，当虫体在肠内被消化而释出虫卵时，虫卵可逆流入胃及十二指肠，猪肉绦虫可因此引起囊虫病。故主张治疗猪肉绦虫病时，应先服止吐药以防呕吐，并服泻药使死亡节片在未被消化前

即迅速排出，该药应连服2天。

③ 吡喹酮(Praziquantel)：为新型广谱抗蠕虫药，除有抗血吸虫作用，也是一个高效抗绦虫药。吡喹酮杀绦虫的原理尚未阐明，可能通过促进钙离子进入虫体，从而引起虫体肌挛缩，产生痉挛性麻痹。成人剂量0.5克，儿童0.2～0.3克顿服，1小时后服泻药，效果良好。

④ 仙鹤草：用根芽全粉30～50克，服后不需给泻剂。也可用草芽浸膏、鹤草酚单体或鹤草酚粗晶片，但应服硫酸镁导泻。

⑤ 甲苯咪唑：成人200毫克，1天2次，连服3天，驱绦虫率约为80%。

⑥ 丙硫咪唑：对绦虫也有较好疗效，剂量是每天400毫克，连服6天。

患了鞭虫病有哪些治疗措施

鞭虫是寄生于人体盲肠的寄生虫。体长为3～5厘米，形体前3/5纤细，后2/5较粗，形似马鞭而得名。

鞭虫的卵形似腰鼓。鞭虫卵随宿主的粪便排出后，在温暖、潮湿的土壤中，经过约3周时间，发育成含幼虫的感染性虫卵。这种虫卵进入人体后，在小肠内孵出并附着在小肠黏膜上发育，约经过10天后移行至盲肠发育为成虫。成虫在盲肠中寄生时，以其纤细的头部钻入肠黏膜内并引起盲肠炎，然后游离于肠腔中。

① 临床表现：人感染鞭虫后，最主要的症状是阵发性右下腹痛，疼痛一般不剧烈，有些病人可有慢性腹泻或贫血，也有的病人无明显的症状。严重感染的儿童有时可出血脱肛等症状。出血症状的主要原因是由于机械刺激和毒

素作用，使肠黏膜有不同程度的炎症、充血和水肿。

② 实验室检查：鞭虫分布较广，在热带和温带地区常与蛔虫同时存在。对鞭虫的检查，也是以粪便中检出虫卵为诊断依据。可用生理盐水直接涂片法、沉淀检查法和饱和盐水漂浮法等检查。有些病人在做纤维结肠镜时可在盲肠检到鞭虫的成虫。

③ 治疗：对鞭虫病的治疗，用药物如甲苯咪唑、氟苯哒唑等驱虫效果甚好。在结肠镜下钳断成虫，往往可以达到治疗的效果。

肠道的动力障碍性疾病

患了肠道易激综合征有哪些治疗措施

肠道易激综合征（IBS）属于胃肠道功能性疾病，不能单纯依靠某种特定的药物、针灸或理疗等措施达到治愈目的，治疗的关键在于化解思想矛盾和调整脏器功能。应根据不同情况，运用不同方式作耐心解释和思想开导，让病人了解疾病的性质、起病原因以及良好的预后等，以解除思想顾虑，树立治愈的信心，发挥其主观能动性。

① 支持疗法：除非病人全身情况很差，一般不需卧床休息。病人生活应有规律，劳逸结合，适当参加体力劳动。饮食以少渣易消化食物为主，避免刺激性饮食和味道浓烈的调味品。以便秘为主的肠道激惹综合征病人，进食多纤维素蔬菜或麦麸，养成定时排便习惯，往往有治疗效果。伴有腹痛者，可自己按摩腹部。必要时，放热水袋敷腹痛处，并可做相应的理疗和静气功等。

② 药物治疗：治疗肠道激惹综合征的药物很多，但指标客观和疗效可靠者甚少。缓解肠痉挛和腹痛可用抗胆碱能药。最近有用得舒特或曲马布叮等治疗有效，可缓解其症状。有腹泻者，可服复方苯乙哌啶（止泻片），每次 1~2 片，或易蒙停，每次 2 毫克，每日 3 次。便秘者可酌情服用泻药。伴失眠者，可给安定、利眠宁、氯丙嗪、苯巴比妥或谷

维素等稳定神经功能药,以保证睡眠。伴有精神抑郁的病人可酌用抗抑郁药,如氟西汀(百忧解)、帕罗西汀(赛乐特)和氟哌噻吨美利曲新(黛力新)等。微生态制剂如培菲康、整肠生、乳酸菌素可能对部分病人有效。此外,还可根据中医辨证分型,配合针灸、理疗等手段治疗。

③ 饮食调整:除避免可能成为诱因的敏感食物外,肠易激综合征病人避免进食肠道产气过多的食物,如牛奶及奶制品、豆类、香蕉、洋葱、萝卜等。产肠气少的食物有肉类(鱼、禽)、黄瓜、西红柿、米类等。对于便秘或排便不畅者,可多进食富含纤维素食物。

该病经治疗好转后,仍有复发机会,但一般不会严重影响全身情况。

患了慢性假性肠梗阻有哪些治疗措施

慢性假性肠梗阻(CIP)是以一种有肠梗阻的症状和体征,但非机械性肠梗阻,是无效的结肠推进运动所致的综合征,可分为原发性或继发性。

① 临床表现:主要症状与机械性肠梗阻相似,表现为慢性腹胀、腹痛、恶心、呕吐、便秘,有部分病人在患病过程中可出现腹泻,后期可出现消瘦和营养不良。

② 辅助检查:a. X 线检查:腹部影像学检查是慢性假性肠梗阻诊断的关键。腹部 X 线片可见小肠或结肠扩张,钡餐造影检查见不同程度的十二指肠扩张,小肠明显扩张,钡剂可在小肠内停留达 24 小时以上。b. 胃肠动力检查:胃肠通过时间延长,胃肠道压力测定可见相应部位的压力减低,蠕动减弱或紊乱。

③ 治疗方法：慢性假性肠梗阻的治疗很困难，至今尚无满意的恢复肠道动力的方法，治疗方案应个体化。a. 病因治疗：对于原发性慢性假性肠梗阻目前尚无有效治疗方法，以对症治疗为主。对于继发性慢性假性肠梗阻应积极治疗原发病。b. 对症治疗：目的为改善胃肠动力，缓解症状，纠正营养不良。急性发作时，应给以胃肠减压、纠正水电解质紊乱和维持静脉内营养。多巴胺受体拮抗剂如甲氧氯普胺（胃复安）、多潘立酮（吗丁啉）等以及拟胆碱能药物如氨甲酰胆碱等胃肠动力药效果不佳。近年来报道，奥曲肽（善宁）可用于慢性假性肠梗阻的治疗。红霉素是胃动素的激动剂，可能也有效果。应用抗生素抑制肠道细菌过度生长仅对腹泻和脂肪泻的病人有效，常用抗生素有四环素、氨苄西林、克林霉素、甲硝唑等。c. 手术治疗：应尽量避免，仅用于少数病程长、内科治疗无效或肠道明显扩张，已失去功能者。可根据病情选择短路手术或部分肠切除术。

慢性假性肠梗阻病程一般较长，有缓解期、发作期交替，可达数年到数十年，预后不良。营养不良是死亡的主要原因。

患了肠道菌群失调症有哪些治疗措施

1. 全身支持疗效

对施行大手术病人，手术前注意补充营养，也可肌注丙种球蛋白以提高机体免疫功能。也可试用注射转移因子、免疫核糖核酸、胸腺素等，也可用白细胞介素2，每次5万单位肌注，10日为1个疗程，可连续应用。

2. 原因治疗

如由于巨结肠、胆囊炎引起的肠球菌过度繁殖，维生素缺乏造成的肠球菌减少或消失，小肠蠕动过快而引起的酵母菌过多等，都必须除去这些原因，然后再扶持正常菌群，方能奏效。

3. 调整菌群治疗

① 饮食调整：发酵性腹泻应限制糖类（碳水化合物），腐败性腹泻应限制蛋白质的摄入。增强肠黏膜的局部防御屏障功能、防止细菌易位，应增加纤维食物。

② 抗菌药物：立即停止原抗生素，应根据菌群分析以及抗菌药物敏感试验，选用合适的抗生素以抑制过度繁殖的细菌，从而间接扶植肠道繁殖不足的细菌。此外，还可采用广谱抗菌药物将肠道细菌大部分消灭，然后再灌入正常肠道菌群的菌液以使其恢复。

③ 活菌制剂：目前常用的活菌制剂有嗜酸乳杆菌、保加利亚乳杆菌、乳酸乳杆菌、芽孢乳杆菌、分叉乳杆菌、粪链球菌、大肠杆菌、粪杆菌和枯草杆菌等，以分叉乳杆菌制剂疗效最好。枯草杆菌制剂疗效也较好，其疗效机制可能是由于该菌是需氧的，能吸收氧气，降低肠腔氧化还原电位，支持厌氧菌（类杆菌、乳杆菌）生长，从而间接扶植正常菌菌群。用乳酸链球菌制成的乳酶生，经临床广泛应用，效果也好。使用肠道正常菌群中繁殖不足的耐药株做成制剂，以利定植，也是调整肠道菌群失调的有效方法。最新的生物制品丽珠肠乐（回春生胶囊）为双歧杆菌活菌制剂，研究表明，该制剂具有屏障作用、控制内毒素血症作用、营养作用、抗肿瘤作用、免疫增强作用、抗衰老作用等。

④ 菌群促进剂：口服菌群促进剂也可达到扶植正常菌群的目的。如用乳醣扶植肠杆菌，用叶酸扶植肠球菌，儿童常用分叉杆菌因子促进分叉乳杆菌生长。应用半乳糖苷一果酸，受细菌分解后形成乳酸或醋酸，使 pH 值降低，抑制其他细菌，支持乳杆菌生长。

⑤ 耐药性肠球菌制剂：该菌具有耐多种抗生素性，故能阻止其他菌群异常繁殖，克服菌群失调，改善大便性状异常，且比以往单用抗生素治疗疗效迅捷，并能防止粪链球菌 BIO－4R 株的耐药因子向大肠杆菌 K－12 株转移。

⑥ 中医中药：应用中医辨证论治疗肠道菌群失调，均应考虑各种药物的作用，可清热化湿、补气健脾、和胃渗湿、温肾健脾等的药物，适当配伍应用，效果比较理想。

患了吸收不良综合征有哪些治疗措施

首先治疗原发性疾病，如肝、胆、胰、小肠疾患。然而，吸收不良综合征病人的治疗也有一些共同遵循的原则和方法。

① 饮食控制：最好采用高热量、高蛋白质、高维生素、易消化、无刺激性的低脂肪饮食。特别是脂肪痢病人，更应严格限制脂肪，每日的脂肪量不宜超过40克。

② 补充控制：原则是缺什么补什么。早期宜静脉内或肌内注射，且应加大剂量，待病情缓解后可改为口服维持量治疗。如缺铁性贫血，应补充铁剂；有出血倾向者，应补充维生素K和维生素C；有骨质疏松、骨软化征象可补充维生素D和钙。国外有些学者提倡使用多种维生素制剂，国内的这类产品有高效施尔康胶囊和21－金维他片。

③ 对症处理：对于某些症状特别明显的病人，可在治疗原发性疾病、控制饮食和给予充分治疗的基础上，作酌情的对症处理，以缓解症状。

④ 抗感染：对伴有继发性感染的病人可酌情使用抗生素，如口服氟哌酸胶囊，一次0.2克，一日4次，饭前服用。

⑤ 手术治疗：对“盲襻综合征”、小肠肿瘤、胰腺肿瘤等病人，可手术治疗。

⑥ 慎用激素：肾上腺皮质激素对某些严重病人可有一定的疗效，它可增加消化道对氮、脂肪和其他营养素的吸收，在增强病人食欲有非特异性的作用，且可诱发轻度的欣快舒适感。然而，因有停药后的复发倾向，加之长期应用可导致水钠潴留，加重低钾，并有引起骨质疏松的危险，故一

般应谨慎使用。只有极顽固病例，方可考虑在医生指导下酌情应用。

患了短肠综合征有哪些治疗措施

短肠综合征的治疗主要基于其病理生理变化，采取以下几个措施。

1. 水、电解质及营养物质的补充

① 急性期：应采用完全胃肠外营养疗法，以预防严重的营养缺乏导致恶病质，减轻腹泻，抑制胃液分泌和肠管蠕动，促进伤口愈合，在小肠功能得到代偿以前使机体保持在较好的营养状态。补液量可参照粪量、尿量、胃肠造瘘及引流管的丢失量来估计，一般每天需补液 5 000~6 000 毫升，并定时测量体重以及血清钾、钠、钙、镁、磷，以调整水、电解质的补给量；还要注意预防高血糖及高渗性脱水等并发症。

② 经胃肠营养疗法：在术后 1 周左右，当剩余小肠功能出现功能代偿、腹泻有所缓解时，应尽早少量进食，以促进剩余肠段的适应能力，并预防胰腺和肠的萎缩。但胃肠外营养疗法仍应继续，可逐步减少补液量，增加进食量，直至病人能完全耐受口服营养，所需能量完全能经胃肠道得到满足时为止。一般来说，比较广泛的肠切除者，这一过程需几周至几个月。食物应易消化，含高蛋白、高糖、低脂肪。蛋白质应逐渐增量，开始每天 7 克，能耐受后改为 15 克、30 克、40 克等。由于持续脂肪泻，故除补充碳水化合物外，并采用中链三酰甘油来代替 50%~75%的食物脂肪，口服困难者，可鼻饲营养要素混合流汁，但要避免配制太浓以防引起高渗性腹泻。

③ 维生素与电解质的补充：宜补充维生素 A、维生素 B、维生素 C、维生素 D、维生素 K，并肌注维生素 B_{12}；适量补充钙、铁、镁等。纠正低镁血症时，硫酸镁只能肌注，如口服硫酸镁反而加重腹泻。

④ 低草酸盐饮食：查出高草酸尿症者，宜采用低草酸食谱，限制进食水果和蔬菜量，服用胆酪胺和钙剂可减少饮食中草酸盐的吸收，预防泌尿系草酸盐结石的形成。

2. 药物治疗

① 复方苯乙哌啶及洛哌丁胺等对该病有止泻作用，可选用。

② 回肠切除 90 厘米以内者，每天给胆酪胺 8～12 克，或氢氧化铝凝胶 45～60 毫升，有助于控制由于胆盐吸收障碍所引起的腹泻。切除范围更广泛者，胆酪胺不仅无效，而且可因进一步减少病人的胆酸储备，加重已有的脂肪泻。

③ 胃酸分泌亢进者，可采用甲氰咪胍、雷尼替丁等组胺 H2 受体拮抗剂或奥美拉唑等质子泵抑制剂。

④ 残肠有细菌过度生长者，可选用氨苄青霉素、卡那霉素、新霉素等抗生素 7～10 天，以控制肠内细菌过度繁殖。

⑤ 口服胰脂酶及促胰泌素也是有益的。

3. 手术治疗

如经严格的内科治疗腹泻不能控制、营养恶化、威胁生命者，可考虑手术治疗，如循环肠袢成形术、逆蠕动肠管置入术等。近年来肠移植正在深入研究，如能成功，将对该病的预后有所改善。

4. 原发病的治疗

如克罗恩病病人，在部分小肠切除后，剩余的小肠炎症仍会引起吸收障碍，因此，给予柳氮磺胺嘧啶（SASP）或肾上腺皮质激素治疗是必要的。

患了盲袢综合征有哪些治疗措施

① 抗生素治疗：对于小肠内过度繁殖的病原菌，可根据病原菌培养的结果不断调节治疗方案，以避免耐药菌株的形成。对大肠杆菌、产气杆菌、肠链球菌或厌氧菌，可采用相应的抗生素，如用氨苄西林素、磷霉素钠、氟喹酸及甲硝唑（灭滴灵）等治疗。

② 对症支持治疗：营养支持治疗极为重要，但肠黏膜因感染受损致吸收障碍，恢复过程颇为缓慢，必要时需由肠外途径给予补充。除糖、脂肪、蛋白质外各种维生素、铁剂、钙剂等皆应补充。对大细胞性贫血，可肌注适当剂量的维生素 B_{12} 以纠正贫血、改善症状。

③ 外科治疗：对小肠解剖结构上的异常，应尽可能通过手术予以纠正。如切除盲袢或狭窄部位，以消除小肠淤滞、解除发病的基础。若在毕氏Ⅱ手术后发生该病者，可将毕氏Ⅱ式手术改为Ⅰ式手术。经手术纠正后，可恢复小肠运动与吸收功能。

患了倾倒综合征有哪些治疗措施

① 一般治疗：胃切除或胃肠吻合术后，病人宜少食多餐，多进干食，少进汤，限制碳水化合物，尤其是食糖，宜进食高蛋白质、高脂肪和低碳水化合物饮食，进餐后需躺卧半小时左右。养成在餐间或空腹时饮水的习惯。

② 药物治疗:餐前20~30分钟服抗胆碱能药物[如阿托品、颠茄或溴丙胺太林(普鲁苯辛)等],以阻止过度的胃肠蠕动,口服甲苯磺丁脲(D860)0.5~1.0克,可缩短高血糖症的持续时间。经上述处理后,绝大多数的轻、中度病例可在数月或数年内症状减轻或消失。

近来,有人主张应用α-糖苷水解酶抑制剂和甲氧果胶治疗本综合征,前者能抑制双糖和多糖的水解,使糖保持在大分子状态,因而减慢肠道吸收并降低其渗透压,从而使血糖、血容量和胰岛素水平的变化均减慢,控制症状;后者是通过改变食物的黏稠性质、降低胃部肌肉活动、延缓胃排空达到治疗本综合征的目的。此外,生长抑制素及其同功异构体可抑制肠高血糖素、神经降压素以及血管活性肠肽等各种消化道激素的分泌,也可有效地控制症状。

③ 手术治疗:一般应先进行非手术治疗,只有经内科治疗日久无效者,才可考虑做手术。手术方式主要有胃空肠吻合改为胃十二指肠吻合、移植一段空肠于胃和十二指肠之间(空肠代胃术)等,目的在于减慢食物直接进入空肠内的速度。

患了胃空肠输入袢综合征有哪些治疗措施

急性空肠输入袢梗阻应及时手术,解除梗阻,行输入、输入袢空肠间侧吻合术。慢性输入袢综合征,如梗阻不严重,可经调节体位(取右侧俯卧位),用消炎、消肿药物,使症状缓解。彻底治疗仍需择期手术。

患了结肠梗阻有哪些治疗措施

结肠梗阻应根据梗阻原因进行处理。

① 禁食、胃肠减压。

② 纠正水、电解质和酸碱平衡紊乱。

③ 抗生素应早期使用，选择以抗革兰阴性杆菌为主的广谱抗生素。

④ 病因治疗：a. 结肠癌发生梗阻：对右半结肠癌梗阻，应争取作一期次全切除吻合术；对左半结肠癌梗阻，术前、术中减压和冲洗，加强肠道清洁工作，也可行一期手术，有术后恢复快、病死率低、并发症少和无后遗症等优点；对危重病人和不能手术切除的复发癌引起梗阻，仍主张作近端结肠造口术。b. 乙状结肠扭转所致梗阻：早期可在乙状结肠镜直视下，将肛管插入扭转部位进行减压。若不能缓解或有肠坏死者，应早手术，切除坏死肠段后作结肠造口术。c. 对急性假性结肠梗阻：近年来报道可用纤维结肠镜治疗，要求术前 1 小时用 1 000 毫升生理盐水灌肠，冲出粪渣即可。检查时尽量少充气，不要盲目插管，发现黏膜缺血或出血，应改手术治疗。

手术的指征有：a. 肠坏死及腹膜炎体征；b. 盲肠直肠大于 9 厘米或大于 12 厘米；c. 保守治疗无效；d. 诊断有疑问者，应手术探查。

患了肠扭转有哪些治疗措施

肠扭转是较严重的机械性肠梗阻，常可在短时期内发生肠绞窄、坏死，发病率为 15%~40%，死亡的主要原因常为就诊过晚或治疗延误，一般应及时手术治疗。

1. 支持疗法

禁食，胃肠减压，维持水与电解质平衡，抗感染，维持营养。

2. 保守治疗

治疗适应证有：a. 全身情况较好，血压、脉搏基本正常的早期肠扭转。b. 无腹膜刺激症状，体征或经初步非手术治疗明显好转者。c. 对年老、体弱、发病超过 2 日的无绞窄的扭转也可试用。需要指出的是，这些适应证必须应由有经验的医生掌握，以免贻误病情，造成危害。乙状结肠扭转的早期，将肛管送入扭转肠襻，肛管保留数天。如置管后腹胀减轻、疼痛消失即可拔管。如有腹肌紧张，疑有肠坏死，改行手术治疗。常用保守治疗方法还有颠簸疗法、推拿疗法。非手术治疗无效需迅速改为手术治疗。

3. 手术治疗

① 扭转复位术：将扭转的肠袢按其扭转的相反方向回转复位。复位后如肠系膜血液循环恢复良好，肠管未失去生机，还需要解决预防复发的问题。如为移动性盲肠引起的盲肠扭转，可将其固定于侧腹壁。过长的乙状结肠可将其平行折叠，固定于降结肠内侧，也可进行二期手术，将过长的乙状结肠切除吻合。

② 肠切除术：适用于已有肠坏死的病例，小肠应做一期切除吻合。乙状结肠一般切除坏死肠段后将断端做肠造瘘术，以后再二期手术做肠吻合术，较为安全。

患了肠套叠有哪些治疗措施

① 非手术治疗：临床最常使用的为灌肠复位法。婴儿

急性肠套叠，早期可应用空气或氧气及钡剂灌肠法促使已套叠的肠管复位。开始用低压灌肠法，灌肠筒内钡剂液平面一般放在高出于体位水平线 80～90 厘米，缓缓注入，注入压力最高不应超过 130 厘米。若发病已超过 48 小时，疑有肠坏死者或一般情况较差的病儿，不宜采用此法。

② 手术治疗：肠套叠晚期或经钡灌肠复位无效者，均应采取手术疗法进行复位，以避免延误时机，造成肠坏死或穿孔。术中发现肠套叠部位后，可轻轻地、反复地由肠套叠远端向近端挤压推出。切忌牵拉套叠肠管以免撕裂。晚期肠套叠，常因肠管水肿不易复位，甚至有部分发生坏死，可将坏死部分切除，然后做肠吻合术。成人的肠套叠，由于肠道常同时存在肿瘤、息肉、憩室等病变，一般宜采用手术治疗，切除病变后作肠吻合术。

患了粘连性肠梗阻有哪些治疗措施

治疗粘连性肠梗阻重要的是区别是单纯性还是绞窄性，是完全性还是不完全性。手术治疗并不能消除粘连，相反，术后必然还要形成新的粘连，所以对单纯性肠梗阻、不完全性梗阻，特别是广泛性粘连者，一般选用非手术治疗。粘连性肠梗阻如经非手术治疗不见好转甚至病情加重，或怀疑为较窄性肠梗阻，特别是闭袢性梗阻，手术需及早进行，以免发生肠坏死。对反复频繁发作的粘连性肠梗阻，也应考虑手术治疗。

① 支持疗法：禁食，维持水与电解质平衡，抗感染，维持营养。

② 非手术治疗：胃肠减压，口服或胃管内注入石蜡油

或蓖麻油。低位结肠梗阻可配合使用灌肠。

③ 手术治疗：手术方法应按粘连的具体情况而定。a.粘连带和小片粘连可施行简单的切断和分离。b.广泛粘连不易分离，且容易损伤肠壁浆膜和引起溶血或肠瘘，并再度引起粘连，所以对那些并未引起梗阻的部分，不应分离；如因广泛粘连而屡次引起肠梗阻，可采用小肠折叠排列术，将小肠顺序折叠排，缝合固定于此位置；也有采用小肠插管内固定排列术，即经胃造瘘插入带气囊双腔管，将其远端插至回肠末端，然后将小肠顺序折叠排列，借胃肠道内的带气囊双腔管达到内固定的目的，以避免梗阻再发生。c.如一组肠袢紧密粘连成团引起梗阻，又不能分离，可将此段肠袢切除作一期肠吻合；若无法切除，做梗阻部分近、远端肠侧侧吻合的短路手术，或在梗阻部位以上切断肠管，远断端闭合，近断端与梗阻以下的肠管做端侧吻合。粘连性肠梗阻可多处发生，手术中应予注意。

患了先天性巨结肠症有哪些治疗措施

1. 非手术疗法

适用于：

① 1岁以内，狭窄段局限于直肠。

② 1岁以上，全身情况较好，狭窄段局限于直肠远端。

③ 病变在结肠，但便秘不严重，健康状况较好。

具体治疗措施有：a. 饮食调理：给患儿少渣、富营养食品。b. 针刺疗法：取足三里、关元、气海、大肠俞等穴；耳针取肾、交感、皮质下、直肠上段等穴位。c. 中医中药：选用行气通下或行气导滞或益气养血、行气化淤的中草药内服治疗。d. 定期灌肠，服用液体石蜡、蜂蜜等润肠通便治疗。

2. 手术疗法

切除病变肠管后才能根治。将近端结肠拉出与肛管吻合，要求由齿上方1~2厘米开始切除狭窄肠管和近侧明显肥厚和扩张的结肠。常用方式是Duhamel结肠去除直肠后结肠拉出术。对婴儿太小、并发肠炎、完全性肠梗阻和有穿孔趋向，但又不能耐受根治手术，可做结肠造口术，缓解和消除梗阻症状。

患了消化道憩室病有哪些治疗措施

无症状的憩室无需治疗，有症状者又与腹部其他疾患同存时，先治疗后者。如果症状确系憩室所致，采用内科综合治疗，包括调节饮食、制酸解痉、体位引流。除非有难以控制的并发症或癌变，一般不考虑手术。尤其是憩室周围解剖位置复杂时，手术更应慎重。

① 饮食调节：大部分没有并发症的憩室炎应保守治疗，少吃多渣的水果或粗纤维的蔬菜及刺激性的食物，以免增加肠蠕动，使症状加重。发作期应吃流质饮食，以使粪便软滑，减少淤积，使其容易由憩室排出。

② 内科治疗：消化道憩室炎病人，应先禁食、胃肠减压、营养支持治疗。对于食管、胃、十二指肠等部位憩室炎，应同时给予质子泵抑制剂类，如奥美拉唑或埃索美拉唑等药物治疗。给予广谱抗生素如庆大霉素、氨基苄青霉素及甲硝唑 7～10 天，也可用第三代头孢霉素。对于结肠憩室病人可每晚临睡前服 5 毫升液体石蜡或番泻叶代茶饮等，不宜做结肠灌肠，以免引起穿孔。如腹痛可服解痉药阿托品、溴丙胺太林(普鲁苯辛)等。急性炎症期，需卧床休息、腹部热敷。

③ 手术治疗：当病人并发肠穿孔、脓肿、肠瘘、肠梗阻、消化道出血或怀疑恶变时，可考虑手术治疗。

肠 道 肿 瘤

患了大肠息肉有哪些治疗措施

1. 临床表现

多数病人无临床表现，少数可有腹部不适，腹胀或大便习惯改变，粪便可混有血液，或鲜血便。大的息肉可引起肠套叠、肠梗阻或严重腹泻。

2. 辅助检查

① X线检查：钡剂灌肠息肉表现为圆形充盈缺损，常光滑整齐，稍可活动，往往需要在加压时才能显出。如息肉带蒂，蒂显示为带状透明影，且可见息肉有一定的可动性，但与蒂始终相连。排钡后，息肉表面与肠黏膜上有钡剂残存，息肉显示为圆形影。双重造影上，息肉常显示更为清楚，在透明的气影中显示为边界锐利的肿块影，常有一圈钡影环绕。如表面有糜烂或溃疡可显示为不规则影像。

② 纤维或电子结肠镜：肠镜可直接发现息肉，并可对其进行活组织检查。

3. 治疗

① 对于有蒂或较小的无蒂息肉，可经内镜下圈套摘除。

② 对于较小的无蒂息肉可以采用高频电凝、激光、微

波凝固、氩气刀、射频治疗。

③ 对于较大的无蒂扁平状息肉，可采用黏膜下剥除术或切除术。

④ 对于内镜下无法切除的肠息肉，可行局部肠段切除手术治疗。

患了大肠癌有哪些治疗措施

大肠癌的治疗关键在于早期发现和早期诊断。

1. 外科治疗

大肠癌的唯一根治方法是早期切除癌肿。探查中如发现已有癌转移，但病变肠曲尚可游离时，原则上即应将大肠癌切除，以免日后发生肠梗阻；另一方面，癌肿常有糜烂、渗血或伴有继发感染，切除后能使全身情况获得改善。对有广泛癌转移者，如病变肠段已不能切除，应进行造瘘或捷径等姑息手术。

2. 化学药物治疗

大肠癌根治术后，仍有约50%病例复发和转移，主要是手术前未能发现隐匿转移灶或术中未能将病灶完全切除。在剖腹手术前，先进行肿瘤肠腔内化疗或直肠癌术前灌肠给药，可阻止癌细胞扩散，杀伤和消灭癌细胞。术后继续化疗，有可能提高根治术后的5年生存率。

大肠癌的化疗以5－氟尿嘧啶为首选药物。一般用静脉注射，可给12～15毫克/千克体重，每日1次，共5天，以后剂量减半，隔日1次，直至明显的毒性症状如呕吐、腹泻等出现，以总量达8～10克为1个疗程。该法反应稍轻，适用于门诊治疗。有肝脏转移者，可每日给予5－氟尿嘧啶150～300毫克，分次口服，总量10～15克。比静脉用药的疗效差。目前多主张联合化疗,但尚无成熟方案,有人建议MFC方案(米托蒽醌、氟尿嘧啶和卡铂)。化疗的毒性症状除胃肠道反应外,还可见骨髓抑制,需密切观察。此外,目前常用的化疗药物还有呋喃氟尿嘧啶、优福定、环磷酰胺、双氯乙亚硝脲、环己亚硝脲及甲环亚硝脲等。

3. 放射治疗

① 术前放疗可使肿瘤缩小,提高切除率,减少区域性淋巴转移、术中癌细胞的播散及局部复发。

② 术后放疗:对手术根治病例,如肿瘤已穿透肠壁,侵犯局部淋巴结、淋巴管和血管,或外科手术后有肿瘤残存,但尚无远处转移者,宜做手术后放疗。

③ 单纯放疗:对晚期直肠癌病例,用小剂量放射治疗,有时能起到暂时止血、止痛的效果。

4. 冷冻疗法

冷冻疗法是采用制冷剂液态氮,通过肛门镜充分暴露肿瘤后,选用大小不等的炮弹式冷冻头接触肿瘤组织,可有效地杀伤和破坏肿瘤组织。在中晚期病人不能手术时,酌情采用,可减少病人痛苦,免于作人工肛门,配合化疗能获满意疗效。

5. 对症与支持疗法(包括镇痛与补充营养等)

国内报道,经组织学证实的大肠癌病人,未经有效治疗,其自然病程平均为9.5个月。该病的预后取决于能否早期诊断与手术根治。由于早期大肠癌多无症状,大多数病人确诊时,已属晚期,大肠癌根治术后5年生存率仅为50.21%。影响预后的因素有:

① 癌细胞的分化级别:分化程度低者,预后不良。

② 发病年龄:年轻病人比老年病人预后差。

③ 肠壁浸润深度与淋巴转移:早期大肠癌有淋巴转移

者，预后差。

④ 其他：大肠周径广泛受累，已有肠梗阻者，5 年存活率一般只有无肠梗阻者的一半。出现肠出血、穿孔、化脓性腹膜炎等并发症者，预后不良。

经医生诊断治疗后

病人应

怎样进行康复

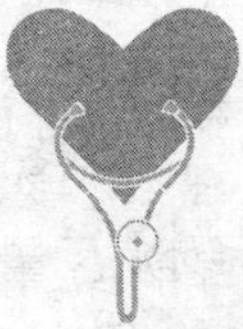

姓名 Name ____________ 性别 Sex ______ 年龄 Age ________

住址 Address ______________________________

电话 Tel ______________________________

住院号 Hospitalization Number ______________________________

X 线号 X-ray Number ______________________________

CT 或 MRI 号 CT or MRI Number ______________________________

药物过敏史 History of Drug Allergy ______________________________

患了急性胃肠炎应注意些什么

① 急性胃肠炎病人应卧床休息，注意保暖。

② 急性期病人常有呕吐、腹泻等症状，失水较多，因此需补充液体，可供给鲜果汁、藕粉、米汤、蛋汤等流质食物，酌情多饮开水、淡盐水。

③ 为避免胃肠道发酵、胀气，急性期应忌食牛肉等易产气食物，尽量减少蔗糖的摄入。应注意饮食卫生。忌食高脂肪的油煎、炸及熏、腊的鱼肉，含纤维素较多的蔬菜、水果，刺激性强的饮料、食物和调味品等。

患了急性阑尾炎应注意些什么

急性阑尾炎是指由于阑尾腔阻塞后，细菌入侵阑尾壁引起的急性化脓性疾病。常见情绪波动，饮食无度，剧烈活动后突然起病。目前由于外科技术、麻醉、抗生素的应用及护理等方面的进步，绝大多数病人都能够早期就医、早期确诊、早期手术，收到良好的效果。随着社会老龄化，老龄人口增多，老年人急性阑尾炎的发病率上升。老年人对疼痛感觉迟钝，主诉不强烈，体征不典型，临床表现轻，但阑尾病变重，体温和白细胞升高均不明显，容易延误诊断和治疗。而且老年人常伴发心血管、糖尿病、肾功能不全，使病情更加复杂。老年人一旦出现腹痛伴有发热，应立即就诊，避免耽误病情。

急性阑尾炎术后病人应怎样康复

急性阑尾炎术后先以半流质饮食为主，后逐渐过渡到普通饮食。粘连性肠梗阻是急性阑尾炎术后较常见并发症，因此早期手术，并争取术后早期下床活动可预防肠粘连发生。

怎样预防细菌性痢疾

① 病人应及时隔离、彻底治疗至粪便培养阴性。

② 主要饮食、饮水卫生，搞好个人及环境卫生。

③ 对于易感人群可口服痢疾杆菌活疫苗，可刺激机体产生局部保护性抗体，保护力达 80%，免疫力可持续 6～12 个月。

对痢疾杆菌常有哪些消毒方法

常用的消毒方法有下面几种。

① 煮沸消毒法：将病人用过的餐具、玩具、耐热物品及布料衣物浸泡水中，加热煮沸 20 分钟左右，可彻底消毒杀菌。

② 日光与紫外线：日光是天然有效的杀菌因子。将病人的衣服、被褥等放在日光下曝晒数小时可杀死部分细菌。但日光中有效杀菌光波穿透力较弱，同时受天气、尘埃、玻璃等影响可降低其作用。因此，日光只可作表面的辅助消毒。

对无菌操作室、病房及痢疾病人的卧室，可用紫外线灯照射 20~30 分钟，即能杀死空气中的细菌。固定式紫外线杀菌设备由于其与作用对象之间距离差别较大，影响杀菌效果，采用移动式设备更为有利。紫外线杀菌有效距离，空气消毒为不超过 2 米，物体消毒时为 1 米。

③ 消毒液消毒；肝炎消毒洗涤灵不仅对各型肝炎病毒有效，对痢疾杆菌也有杀灭作用。用该药加水 60 倍可清洗茶具、餐具及厨房用品，加水 40 倍可清洗各种家具、浴池、厕所、痰盂，可达到完全杀菌的效果。加水 1~2 倍可用来清洗被脓血便、呕吐物污染的被褥和衣物。

④ 漂白粉消毒法：对偏远山区的单位或家庭，可用 3%的漂白粉澄清液对居室、地面、白墙喷洒，密闭门窗 1 小时后，可达彻底的物体表面和空气消毒效果。对病人的呕吐和脓血便也可用漂白粉消毒处理。被污染的容器如痰盂等，可放在 3%的漂白粉澄清液中浸泡 30 分钟。

⑤ 过氧乙酸（过醋酸）消毒剂：以 0.5%~0.8%的气溶胶喷雾居室，每立方米 30 毫升，密闭 1 小时后，可达到住房（病房）表面消毒的目的。本品原液对皮肤有强刺激性，对金属有腐蚀性，对玻璃、塑料等既不能煮沸又不怕氧化的污染物品，可用 0.2%~0.5%的浓度浸泡半小时左右，也可浸泡被污染的手，然后用肥皂流水冲洗，杀菌效果非常满意。

以上各种消毒措施可根据各种具体情况选用。

怎样预防沙门菌感染

1. 控制传染源

① 对急性期病人应予隔离，恢复期病人或慢性带菌者

应暂时调离饮食或幼托工作。

② 应注意饲养的家禽、家畜避免沙门菌感染，饲料也不能受该菌污染。

③ 妥善处理病人和动物的排泄物，保护水源。

④ 不进食病畜、病禽的肉及内脏等。

2. 切断传播途径

① 注意饮食、饮水卫生：炊具、食具必须经常清洗、消毒，生熟食要分容器，切割时要分刀、分板。食用时要煮熟煮透。不喝生水。

② 注意食品的加工管理：对牲畜的屠宰要定期进行卫生检查。屠宰过程要遵守卫生操作规程，以避免肠道细菌污染肉类。在肉类、牛奶等加工、运输、储藏过程中必须注意清洁、消毒。

怎样预防霍乱

霍乱的预防必须从控制传染源、切断传播途径和保护易感人群 3 方面着手。

① 控制传染源：健全国境及国内交通检疫。夏秋季开设肠道门诊，如发现病人及疑似病例，应在 30 分钟内向防疫部门报告疫情，并尽早予以隔离治疗。待症状消失后，每日大便培养 1 次，连续 2 次阴性方可解除隔离。如无大便培养条件，自发病日起至少隔离 7 日，对密切接触者应严密检疫 5 天，以发现带菌者。在隔离检疫期间可应用强力霉素、喹诺酮类抗生素以预防感染的发生。对流行期间的带菌者、疫区腹泻病人及疫区必须外出人员也应给予药物治疗。

② 切断传播途径：改善环境卫生，加强饮水消毒和食物

管理，保护水源。防止污染，改善饮用水供应条件；提倡饮用自来水，教育群众不喝生水，不吃生冷、腐败或变质食品。不吃生或半熟水产品；加强食品经常性卫生监督。严格执行食品卫生管理条例，搞好饮食卫生。对病人和带菌者的粪、其他排泄物、用具衣被以及被污染的环境进行彻底消毒，尸体应火葬。积极开展群众性爱国卫生运动，大力消灭苍蝇、蟑螂。注意个人卫生，对控制疾病流行有重要意义。

③ 保护易感人群：锻炼身体，提高抗病能力。对从事环境卫生、饮食服务人员、医务人员及水上居民等重点人群进行霍乱菌苗预防接种。需要注意的是，发热、严重的心肝肾疾病、高血压、活动性结核、月经期、孕妇、哺乳期及过敏者，均为免疫接种的禁忌证。对疫点居民，普遍服用强力霉素、四环素或氟哌酸2日。

怎样预防小肠结肠耶尔森菌肠炎

① 切断传播途径：注意饮食卫生，食品制作加工过程应严格按食品卫生要求操作；冰箱冷藏食品应充分加热或用其他灭活方法处理后进食。养成不喝生水习惯，把好“病从口入”关。密切接触者须勤洗手，日常生活中避免与感染动物接触。

② 提高免疫力：体质差、免疫功能低下者易发生小肠结肠耶尔森菌感染，故加强锻炼、增强体质有助于预防该病。伴有其他慢性疾病者，感染小肠结肠耶尔森菌后病情加重，该类病人感染后应注重预防及治疗并发症。

小肠结肠耶尔森菌主动免疫菌苗尚待研制。

患了腺病毒胃肠炎应注意些什么

① 疫苗：腺病毒有些特定血清型具有疫苗，但疫苗不适用于孩童身上。

② 隔离：腺病毒引起的感染通常不需要隔离，有肠道腺病毒感染的小孩在腹泻停止前，应该避免到学校或幼儿所。

③ 对其他孩童的建议：尽管曾经接触过被感染者，在发现是腺病毒感染时也不需要特别处置，应该观察小孩子有没有出现一些严重的症状、需不需要去医院，同时要记得免疫功能低下的孩童可能会出现更严重的疾症。

④ 对成人的建议：对成年人而言，被感染的机会并不增加，特别注意洗手以及小心处理被感染者的排泄物，尤其是粪便，可以预防流行继续散布。

⑤ 给家长的建议：腺病毒的感染通常症状很轻微，而且可以自愈。然而父母应知道可能发生的并发症，如像中耳炎、脱水及肺炎，需要看医生。

放射性肠炎病人会有怎样的预后

病人如无全身性血管病变基础，并经支持疗法和静脉高营养，体质较好者，大多数不会形成持久而顽固的放射性小肠炎，可望逐渐恢复，2/3 的轻型放射性肠炎病人也可在 4 ~ 18 个月内好转或痊愈。有人认为，广泛的盆腔手术如再给予放射治疗，病变组织血液供应更加不良，其预后常较差。据估计,放射性肠炎的病死率为15%~37%。一般认为,放射性小肠炎的预后较放射性结肠、直肠炎为差。放射性肠炎是否存在癌变的问题,一般认为小肠炎不会癌变,至于放疗后病人发生的直、结肠癌是否与放疗直接有关,说法不一。有人对盆腔区放疗的妇女经10年随访分析,发现其直、结肠癌的危险性增高1.2~8倍,因此主张对放疗10年后的病人应每1~2年做一次纤维或电子肠镜检查,以早期发现直、结肠癌。

① 由于个体之间存在差异,大部分人对照射的耐受性是无法预料的,尤其是炎症或术后的粘连使肠袢固定、子宫切除或原先已有血管病变者(如动脉硬化、糖尿病和高血压等),所以,应彻底切除原发的恶性病变,避免放射性治疗。必须放射治疗者,放射治疗前做好周密的计划,精确计算放射剂量,正确进行技术操作和在病人体内预置监护装置等,至关重要。且在放疗过程中注意密切随访。

② 有人认为,放疗前应用甲硝唑(灭滴灵)对正常直肠黏膜有防护作用,同时能减少对照射有耐受性的肿瘤细胞,因此可降低照射量。

③ 也有人认为,阿糖胞嘧啶能保护肠上皮细胞的抗放疗作用,因而能提高正常细胞的存活率。

克罗恩病病人应注意哪些营养补充

克罗恩病是慢性疾病,病程较长,这样会消耗体内的大量营养物质。如果不注意及时、有效地补充,会加重疾病的病情。克罗恩病的病人的饮食要注意哪些方面呢?首先,应避免含纤维素多、刺激性强的物质,这些物质容易引起肠蠕动加强。另外，加重腹泻的食物，如水果、辣椒、芥末、牛乳、乳制品及含脂肪多的食物也不宜食用。克罗恩病的病人应多吃易消化、易吸收的高蛋白、高糖、含有丰富维生素类的食物，如豆浆、葡萄糖粉、米粥、面条、豆腐、蔬菜。切不可吸烟、喝酒。

患了蛲虫病应注意些什么

蛲虫在人体内寿命一般不超过 2 个月，若能避免重复感染，不用药物治疗也可自愈。药物治疗，效果比较满意。但疗效不能巩固，这与自身再感染有关，故必须注意预防。若能每日换洗衬裤及床单，可不治自愈。

绦虫病驱虫治疗应注意什么

不论应用何种驱虫剂，应注意下列几点：a. 驱虫后均应留取 24 小时全部粪便，淘洗检查头节以确定疗效。查得头节表示治疗成功。未查出头节，并不表示驱虫失败，因头节不一定在治疗的当天排出，也可能驱虫药物使虫节破坏或变形而难于辨认。b. 治疗猪肉绦虫病时，应先服止吐药，以免虫卵返流入胃，进入小肠，孵化成为六钩蚴，进入肠壁血管，随血液分布全身，发育为囊虫，形成皮下和肌肉囊虫病、脑囊虫病、眼囊虫病等。c. 治疗后观察 3 个月，如又排节片或虫卵者，应复治。

怎样预防血吸虫病

对该病的预防以灭螺为重点，采取普查普治病人与病畜、管理粪便与水源，以及个人防护等综合措施。

1. 管理传染源

在流行区每年普查普治病人、病牛，做到不漏诊。一般慢性病人可采用单剂吡喹酮疗法，可使人群感染率显著下降。病牛可用硝硫氢胺（2%混悬液）一次静脉注射法，水牛的计量为1.5毫克/千克体重，黄牛为2毫克/千克体重，治愈率达98%以上。

2. 切断传播途径

① 灭螺是预防该病的关键：应摸清螺情，坚持反复进行。可结合兴修水利和改造钉螺滋生环境，因地制宜，选择垦种、养殖、水淹、土埋及火烧等办法。常用的灭螺药物有五氯酚钠和氯硝柳胺。

② 加强粪便管理与水源管理，防止人畜粪便污染水源：粪便需经无害化处理后方可使用。处理方法可因地制宜，如推广三格式粪池，或沼气粪池。在流行区，提倡饮用自来水、井水或将河水储存3天，必要时每担水加漂白粉1克，或漂白粉精1片，15分钟后即可安全使用。

3. 保护易感人群

尽量避免接触疫水时接触，应加强个人防护，如用1%氯硝柳胺碱性溶液浸渍衣裤，对尾蚴的侵入有预防作用。血吸虫疫苗已在家畜中使用，近年来开展的血吸虫疫苗研制工作有可能制备出适合于人类的有效疫苗。

肠道易激综合征病人应怎样调适心理

肠道易激综合征的病因虽不十分明确，但可以肯定的是，精神、心理因素是该病的主要原因。因此，在治疗上，应用心理疗法比药物治疗更为有效。病人首先应该消除不必要的恐惧、疑虑，树立战胜疾病的信心；家人及周围朋友，也不应对其产生厌恶、嫌弃情绪。

一旦患有肠道易激综合征，应该采取积极乐观的态度，镇定自若，既积极治疗，又要合理安排工作、生活和休息，使病情得到一定的控制，减轻精神上的忧伤和痛苦，反倒会使食欲增加，体质增强。调理好心理状态是肠道易激综合征治疗的关键。

怎样预防肠道菌群失调症

① 预防菌群失调症的关键在于合理使用抗生素，避免滥用或长期使用，可用可不用者不用，可用窄谱不用广谱。对年老体弱、慢性消耗性疾病者，使用抗生素或者激素时，要严格掌握适应证。最好作药物敏感试验，选择最敏感的抗生素。

② 在用抗生素的同时，可口服乳酶生和维生素。老幼病后衰弱者，用抗生素的同时，可口服乳酶生、维生素 B 族及维生素 C 等，以防肠道菌群失调。在大手术前，应注意配合全身支持疗法，如给予高营养、服维生素类药物及输血等。肠道菌群失调症状除引起严重吐泻脱水、失血、发生毒血症、甚至休克，预后较差外，一般预后良好。

③ 关于正常肠道菌群的恢复，轻型病例停用抗生素后任其自行恢复即可。严重病例可口服乳酸杆菌制剂（如乳酶生、乳酸菌素片）、维生素 C 及乳糖、蜂蜜、麦芽糖等以扶植大肠杆菌；口服叶酸、复合维生素 B、谷氨酸及维生素 B_{12} 以扶植肠球菌；也可用健康成人粪滤液保留灌肠，以引入正常菌群。

怎样预防肠套叠

① 应避免腹泻，尤其是秋季腹泻，家长应高度警惕此病的发生。

② 平时要注意科学喂养，不要过饥或过饱、随意更换食品，添加辅助食品要循序渐进，不要操之过急。

③ 要注意气候的变化，随时增减衣服，避免各种容易诱发肠蠕动紊乱的不良因素。

④ 如果一个健康的婴幼儿突然出现不明原因的阵发性哭闹、面色苍白、出冷汗、呕吐、大便带血，精神不振时，应想到是否有可能会得肠套叠，要立即送医院治疗。

怎样预防粘连性肠梗阻的发生

粘连性肠梗阻是外科处理中的难题，目前尚无理想的治疗方法。因此，预防粘连的形成显得十分重要。及时、正确治疗腹腔炎症对防止粘连的发生有重要意义。要特别注意的是，腹腔手术止血不彻底而形成血肿，肠管暴露在腹腔外过久或纱布敷料长时间覆盖接触损伤浆膜，手套上未洗净的滑石粉等异物带入腹腔，腹膜撕裂、缺损，大块组织结扎，腹腔引流物的放置等，都是促成粘连的医源性因素，应予防止。此外，一些中药如当归、赤药、红花、丹皮、桃仁、元胡、五灵脂、大黄、川芎、积壳、乌药等均有预防肠粘连的作用。可腹腔内灌注如红花、泽兰液，红花有强烈的抗血凝作用，泽兰有明显增强纤溶的作用。也可猪油、人体脂肪（大网膜、乳腺等）制剂作腹腔内灌注，或二甲基硅油腹腔内灌注等。应用激光穴位照射治疗，也是有前途的方法之一。有研究认为，磁疗和纳米波治疗具有良好的预防肠粘连作用。

大肠息肉病病人在饮食上应注意些什么

在日常生活中要注意饮食卫生，讲究饮食结构，避免因饮食不当或饮食偏嗜而造成的危害。那么，怎样注意饮食呢？

首先，要少食辛辣醇厚之品，如大辛大辣的辣椒、芥末、醇酒等，还应避免长期偏食高脂肪、高蛋白膳食。辛辣之物对肠道黏膜有较强的刺激作用，使肛门直肠的黏膜、皮肤充血，从而诱发疾病；高脂肪、高蛋白等腥荤醇厚之品如长期偏食，可使肠道内胆汁和厌氧菌增多，高脂肪饮食经细菌分解后，可成为不饱和胆固醇，这类胆固醇和胆酸等有诱发息肉生长和致癌的作用。

同时，注意饮食卫生，不吃生的、不干净的食物。生菜上往往有致病菌和寄生虫卵，如蛔虫、蛲虫卵等，可导致肠道疾病的发生。像沿海等一带有食生鱼习惯的地方，直肠结肠息肉的发病率较其他地区为高。总之，生鱼、生蟹、生虾等，绝对不要生吃，不仅消化困难，而且易传染疾病。

另外，一些熏腊之品，如咸鱼、腌鱼、腌肉、腊制品等也宜少吃，以减少亚硝酸盐进入消化道，造成结肠直肠病变的产生。总之，饮食宜清淡，既要保证充足的营养，又要避免饮食偏嗜造成的危害。多食富含维生素的水果、蔬菜和富含植物纤维素的食物，如豆类、水果等，不偏食、偏嗜，从而保持体内的营养均衡，避免肠道疾病的发生。

怎样预防大肠息肉的形成

① 非类固醇消炎药预防结肠息肉：在一系列的病例对照中发现使用阿司匹林的病人，结肠腺瘤或结直肠癌的危险性可减少40%~50%。动物实验也证实吲哚美辛及奈丁美酮可减少结肠癌的发生。一个临床回顾性的研究中也发现舒林酸、布洛芬及吡氧噻嗪的使用可减少结肠息肉和结直肠癌的发生。

② 补钙有助预防结肠息肉：钙可以很好地帮助人类对抗结肠息肉和结肠癌，即使病人以前已经患过这些疾病。有研究显示，那些每天补充钙片的人，结肠息肉的复发风险下降19%~34%。

③ 水果、蔬菜和全谷有助预防结肠息肉：这些食物富含纤维素，可以降低结肠息肉的风险。另外，水果和蔬菜还富含抗氧化剂，可以预防结肠癌症。

④ 不吸烟、不喝酒可预防结肠息肉：吸烟、过量饮酒都会增加结肠息肉和结肠癌的风险。如果有结肠癌家族史，尤其应该减少吸烟和饮酒以降低发病风险。

⑤ 坚持体育锻炼，保持健康体重：控制体重可以降低结肠患病的风险。如果每天能进行45分钟的中等强度的运动，对降低肠癌风险方面效果更佳。

⑥ 有良好的心态应对压力，劳逸结合，不要过度疲劳。

⑦ 不要食用被污染的食物，如被污染的水、农作物、家禽鱼蛋、发霉的食品等，要吃一些绿色有机食品，防止病从口入。

怎样预防大肠癌

① 积极防治大肠癌的癌前病变，对结肠腺瘤性息肉，特别是家族性多发性结肠息肉病，需及早切除病灶；大力防治血吸虫病、痢疾、溃疡性结肠炎等慢性肠道炎症。

② 注意饮食结构，避免高脂肪饮食，多进食富含纤维的食物，注意保持排便通畅。

③ 对中年以上高危人群进行定期粪便隐血试验、直肠指诊以及结肠内镜普查，是早期发现直肠、结肠癌的有效方法。

结肠造口病人日常生活中应注意些什么

① 保持大便性状正常：对造口病人来说，固体状的大便最容易护理，因此避免各种原因造成的腹泻至关重要。注意饮食卫生，防止细菌引起的肠道感染；注意随季节变化及时增减衣服、防止受凉；有肠道过敏史的病人应避免服用引起过敏的食物和药物；便秘的病人应多食水果和蔬菜，保持大便通畅，但纤维过多的食物可堵塞造口，不宜多吃。

② 保护好造口周围的皮肤：造口周围皮肤受液体粪便的浸泡可出现糜烂和疼痛。应经常保持其清洁和干燥，同时避免服用刺激性强的辛辣食品和酒类。一旦出现糜烂，应暂时停止使用造口袋等器具，创面应及时清洗，并可外敷具有收敛作用的油性药膏或水剂，促进创面愈合。

③ 应经常检查造口袋黏附是否牢靠，特别是外出上下班、运动、入睡前，应倒空造口袋，不使袋内容物在活动、翻

身时外溢。平时身边应有备用袋以备急需，特别是大便稀薄时。

④ 病人的衣着应宽松柔软，腰带不宜过紧，不要压迫造口处。男性宜穿背带西裤，女性以连衣裙较为适宜。

⑤ 夏季或外出旅行应采用肠道灌洗法，以便于穿单薄的衣服，或避免在公共专场所更换造口袋时的不便。

⑥ 洗澡对造口黏膜并无损伤，水也不会从造口进入体内，无论盆浴还是淋浴都无需盖住造口。游泳时应在造口处用小型便袋，泳装以连身式为宜。

挂号费丛书·升级版

总 书 目

37. 专家诊治眩晕症 （神经科）
38. 专家诊治肾脏疾病 （肾内科）
39. 专家诊治肾衰竭尿毒症 （肾内科）
40. 专家诊治贫血 （血液科）
41. 专家诊治类风湿关节炎 （风湿科）
42. 专家诊治乙型肝炎 （传染科）
43. 专家诊治下肢血管病 （外 科）
44. 专家诊治痔疮 （外 科）
45. 专家诊治尿石症 （泌尿外科）
46. 专家诊治前列腺疾病 （泌尿外科）
47. 专家诊治乳腺疾病 （乳腺外科）
48. 专家诊治骨质疏松症 （骨 科）
49. 专家诊治颈肩腰腿痛 （骨 科）
50. 专家诊治颈椎病 （骨 科）
51. 专家诊治腰椎间盘突出症 （骨 科）
52. 专家诊治肩周炎 （骨 科）
53. 专家诊治子宫肌瘤 （妇 科）
54. 专家诊治子宫疾病 （妇 科）
55. 专家诊治妇科肿瘤 （妇 科）
56. 专家诊治女性生殖道炎症 （妇 科）
57. 专家诊治月经失调 （妇 科）
58. 专家诊治男科疾病 （男 科）
59. 专家诊治中耳炎 （耳鼻喉科）
60. 专家诊治耳鸣耳聋 （耳鼻喉科）
61. 专家诊治白内障 （眼 科）
62. 专家诊治青光眼 （眼 科）
63. 专家诊治口腔疾病 （口腔科）
64. 专家诊治皮肤病 （皮肤科）
65. 专家诊治皮肤癣与牛皮癣 （皮肤科）
66. 专家诊治“青春痘” （皮肤科）
67. 专家诊治性病 （皮肤科）
68. 专家诊治抑郁症 （心理科）
69. 专家解读化验报告 （检验科）
70. 专家指导合理用药 （药剂科）